AF475997

OPINION NOUVELLE

SUR

LA NATURE, LES CAUSES, LES EFFETS

ET LE TRAITEMENT

DE LA GOUTTE

ET DE LA PIERRE,

MISE A LA PORTÉE DE TOUTES LES CLASSES DE LA SOCIÉTÉ.

DE L'IMPRIMERIE DE LEFEBVRE, RUE DE BOURBON,
N°. 11, F. S.-G.

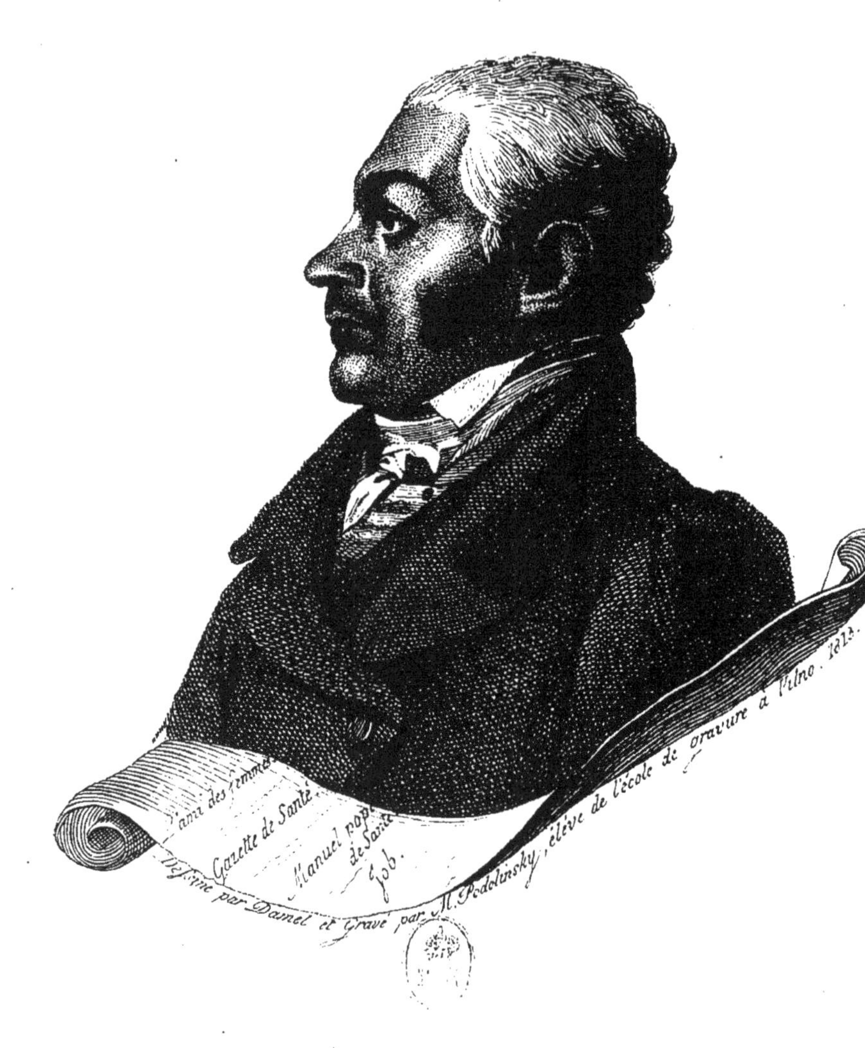
l'ami des femmes
Gazette de Santé
de Santé
Job.
Dessiné par Damel et Gravé par M. Podolinsky, élève de l'école de gravure à Vilno. 1813.

ÉTIOLOGIE
ET THÉRAPEUTIQUE
DE L'ARTHRITIS ET DU CALCUL,

OU

OPINION NOUVELLE

SUR

LA CAUSE, LA NATURE ET LE TRAITEMENT

DE LA GOUTTE ET DE LA PIERRE,

Suivie d'un petit Traité d'Uromancie hygiénique, ou Moyen de reconnaître, par l'inspection de l'urine, l'état de la santé et le régime propre à la conserver.

PAR P. J. MARIE DE SAINT-URSIN,

Ancien premier Médecin de l'armée du nord, ancien Inspecteur général au Conseil de Santé des armées, de l'institut de Bologne, des arcades de Rome, de l'Académie Joséphine de Vienne, de la Société médicale de Wilna, de l'Académie impériale médico-chirurgicale de St.-Pétersbourg, de la Société médicale d'émulation, de celle philotechnique, de la Société royale académique des sciences de Paris, de médecine de Toulouse, Chartres, Evreux, de l'Athenée de Niort, de Médecine-pratique de Montpellier, ex-médecin principal des armées, premier Médecin de l'hôpital militaire de Calais.

« Non est vivere, sed valere vita ».

BIBLIOTHÈQUE ROYALE

A PARIS,

Chez
- LEFEBVRE, Imprimeur-Libraire, rue de Bourbon, n°. 11;
- MÉQUIGNON, Libraire, rue de l'École de Médecine;
- GABON, Libraire, place de l'École de Médecine, n°. 2;
- PETIT, Libraire, au Palais-Royal, galeries de bois, n°. 257.

OCTOBRE 1816.

AUX ANCIENS ABONNÉS

A LA GAZETTE DE SANTÉ.

Messieurs,

C'est à vos encouragemens que j'ai dû mon zèle pour un art que j'aime, et la hardiesse de porter dans sa profession, comme dans la discussion de ses dogmes, une franchise peu ordinaire.

L'espoir que vous soutiendrez, que vous propagerez la doctrine que je crois avoir convictionnellement établie, est encore aujourd'hui ce qui m'anime à la livrer au grand jour.

La malveillance, l'esprit de parti, calomniant l'intention dans laquelle je l'ai discutée, chercheront à la rendre suspecte; mais si vous en protégez les principes comme vous avez protégé ceux de la Gazette de Santé, *pendant les dix années de ma rédaction, je ne redoute aucun de mes détracteurs.*

C'est au reste si peu par calcul d'intérêt que je me suis déterminé à émettre cet Écrit, que j'ai attendu, pour le faire, qu'il fût décidé que je quitterais la Capitale, où l'on aurait pu penser que, restant, j'espérerais recueillir le fruit de ma découverte, en la publiant.

Le seul motif de l'utilité publique m'a guidé en donnant cet Ouvrage, et j'obéis à mon inclination comme à ma conscience, en vous en faisant un respectueux hommage.

MARIE DE SAINT-URSIN,

Ancien Rédacteur de la *Gazette de Santé*.

PRÉFACE.

Nascuntur Medici, fiunt Chirurgi.

C'EST à l'époque qui, rétablissant les rangs de l'ancien ordre social, va sans doute consacrer de nouveau l'antique distinction qui existait entre la Médecine et la Chirurgie, qu'il convenait de publier un Ouvrage qui, fixant sur des bases certaines l'art de guérir, l'invitât à se placer désormais à l'abri du reproche, du soupçon même de charlatanisme. Tous les arts, toutes les sciences s'avancent à la perfection en se donnant la main. La Médecine seule resterait-elle en arrière? De gothiques préjugés, de sordides calculs aveugleraient-ils à ce point les Ministres qui l'exercent, qu'ils pussent préférer à la gloire de professer le plus libéral des arts, la honte de pratiquer le plus vil des métiers? Le législateur de Cos, le médecin par excellence, celui qui, préférant à l'or d'Artaxerce l'amour de sa Patrie, a donné à ses successeurs une aussi sublime que touchante leçon, Hippocrate, de qui l'on ne sait ce qu'on doit le plus admirer ou du cœur ou du génie, a semé ses immortels Écrits d'idées grandes, libérales et désintéressées. Loin d'écarter les profanes du temple du dieu d'Epidaure, il professe hautement l'opinion formelle : « *Qu'un médecin qui » ne pourrait se faire entendre au plus » ignorant d'entre le peuple, ni le dé- » sabuser et le convaincre au sujet de » son mal, serait encore loin de la vérité.* (Hipp., de *l'ancienne Médecine*, p. 199, tom. II, traduction de Gardeil).

Il va plus loin dans le Traité de l'*Art*, (p. 186), car il s'élève jusqu'à dire : « *N'est-il pas très-possible que, sans » avoir appelé de médecin, des malades » soient tombés entre les bras de la Mé- » decine* ».

On ne peut exprimer plus naïvement l'avantage et la possibilité de se passer de médecin.

Dans son Traité de *l'ancienne Médecine*, liv. IV, il dit : *Il me semble que, devant parler sur la Médecine, je dois le faire en termes intelligibles et connus du vulgaire.*

Veut-on un aveu plus formel encore? Il est très au long exposé dans le tom. III, p. 328. Hippocrate commence son Traité des *Affections*, par ce passage précieux de bonne foi et de vérité : « *Tout homme* » *prudent, connaissant le prix de la* » *santé, doit apprendre à se diriger* » *dans les cas de maladies. Il doit s'in-* » *former de ce que les médecins disent* » *des autres, et des moyens qu'ils em-* » *ploient en les soignant. Il faut qu'il* » *se l'applique à lui-même, et qu'il prenne* » *à cet égard toutes les connaissances* » *que peut acquérir un particulier. Il les* » *acquerra en les cherchant avec soin.* » Il ajoute, p. 349 : *Un particulier qui* » *aura pris les connaissances que je viens* » *d'exposer, ne risquera pas autant de* » *tomber dans des maladies incurables.* » *Il arrive souvent que des maux prove-*

» *nant de petites causes, prennent un* » *caractère rebelle et très-fâcheux. Ceux* » *qui voudront mettre à profit ce que j'ai* » *dit jusqu'ici, pourront user* d'eux-» mêmes *sans danger, des alimens, des* » *boissons et la nourriture liquide, en* » *la manière qu'on vient de le voir* ». Enfin, il a dit en tête de son Traité *de la Nature de l'homme* : « Il faut *que* » *chaque personne sache la Médecine* ».

Hippocrate n'est point le seul médecin qui ait enseigné cette doctrine. Celse a dit textuellement : « *Le repos et l'abstinence* » *sont les deux meilleurs médecins....* » *L'abstinence guérit tout, sans em-* » *ployer de médicament.* Il dit encore : » *C'est une excellente Médecine que de* » *ne point user de médecins.* Galien a osé dire : « *La Médecine n'est que la* » *science de quelques herbes* ».

Avicenne, Jules Alexandre, Mercurial, Ethmuller, Sennert, Rivierre, Boerhaave, Lemery, Cheyne, Hoffmann, Tissot, Buchan, Desbois de Rochefort, Barbeu du Bourg, Alphonse Leroy, d'Aignan, Tourtelle, Pissis, Hallé, Beaumes ont publié, *ex professo*, des Traités d'Hygiène, ont enrichi leurs Écrits de principes diététiques, dont l'application n'a nul besoin de l'intervention de la Médecine.

Eh ! pourquoi ferait-on un crime à la Médecine de se populariser ? Ce préjugé étrange, a été insinué avec affectation et perfidie depuis quelque temps, et l'on fera la remarque qu'il a surtout trouvé d'officieux défenseurs parmi les obscurs Chirurgiens qui, désertant la bannière dédaignée de Saint-Côme, ont essayé de se ranger sous les brillans drapeaux d'Hippocrate. Tels d'entre eux même n'a pas rougi de se voiler du manteau de l'anonyme, pour défendre cette opinion par des injures, à défaut de raisons ; et nous n'en serons point surpris, si nous faisons la réflexion que les ennoblis sont plus fiers, plus jaloux de leurs risibles et récens parchemins, que les descendans des preux Chevaliers, qui comptent des titres séculaires de noblesse et d'illustration. Eh quoi ! c'était donc un homme dangereux que ce loyal Médecin à qui tous les curés s'honoraient de devoir, par l'exécution de simples pratiques, la santé de leurs ouailles, dans les Ecrits populaires duquel toutes les mères s'empressaient de s'initier à la connaissance des moyens faciles de conserver les fruits de leurs amours ; toutes les sœurs d'hôpital de puiser des conseils pour l'indigent malade ; et l'*Avis au peuple sur la santé*, est donc devenu un monument d'hérésie médicale ! C'est donc un code homicide, que *la Médecine domestique de Buchan*, ce Manuel précieux que consultent en secret tous les médecins, en convenant tous de le condamner en public, ce Guide bienfaisant auquel toutes les dames de paroisse recouraient si heureusement et de si bonne foi, jusqu'à ce que l'homme de l'art eût le temps d'arriver, si la maladie prenait un caractère sérieux et alarmant ? Car, alors comme aujourd'hui, on ne pouvait avoir la prétention d'offrir par un tel Ouvrage, un conseil infaillible dans des affections graves et compliquées, où les médecins eux-mêmes sont d'autant plus embarrassés, qu'ils sont plus érudits et de meilleure foi.

Sans doute, si l'on entend ce mot *popu-lariser*, dans l'exception hideuse que lui donna cette trop fatale époque qui, corrompant les plus belles institutions, avilissant les lois les plus sacrées, brisant les nœuds les plus saints, flétrissant les plus augustes fonctions en confiant aux mains de la populace l'exercice de droits inaccoutumés; sans doute, disons-nous, cette prétention serait ridicule, et il n'a jamais pu tomber dans la pensée de qui que ce soit, d'attribuer au peuple l'exercice de l'art de guérir sans études préliminaires, sans principes initiatifs, enfin, sans une éducation libérale et lettrée. Nous n'entendons pas plus par *Médecine populaire*, la Médecine exercée par le peuple, qu'on ne peut entendre par *Médecine militaire*, une Médecine exercée par les soldats. Croit-on que populariser la Médecine, c'est la laisser aux mains de la populace? Non; *la Médecine populaire* est celle qui, fille de l'étude et du recueillement, simple et discrète dans ses moyens, constante et certaine dans son but, ne donne rien au hasard, s'étaye des leçons de l'expérience, recueille en silence les faits, les compare à celui qui est sous ses yeux, et se décide toujours pour le médicament le plus facile à trouver par le *peuple*. Elle ne s'arme point de fer, elle ne s'entoure point de pharmacopoles : appuyée sur le *popularium* d'Hippocrate, étudiant le génie des saisons et des peuples, les affections dominantes et les productions du pays, les influences de l'atmosphère et des mœurs, elle lit au grand livre de la Nature, qui lui révèle qu'il est au moins imprudent de mêler ensemble plusieurs drogues; car, ou elles ont les même qualités, ou elles sont opposées. Dans le premier cas, une seule suffit; dans le second, l'une peut nuire à l'autre; et qui sait quelle qualité inconnue peut résulter de ce mélange ? Elle y apprend que les méthodes de pansement les plus simples sont les meilleures; que le grand secret de la guérison des plaies est d'empêcher le contact de l'air, et de laisser la nature opérer en repos la réparation de ce qu'elle avait produit dans le silence du mystère ; enfin, que les plus grands chirurgiens, intrépides et avides amputateurs dans la ferveur et la foi du jeune âge, finissent par être sobres d'opérations, éclairés par l'expérience de la vieillesse.

Pourquoi cette expérience ne les initie-t-elle pas de même aux mystères de la Médecine? Un grand obstacle s'y oppose : c'est la différence des études élémentaires et de la pratique respective du médecin et du chirurgien. Le chirurgien, vraiment digne de ce nom, et qui a professé avec profit et gloire son art, a trouvé dans cet exercice une fortune suffisante pour assurer la considération et l'aisance de ses vieux jours ; mais il n'a pu y puiser cette instruction clinique qui, résultant de l'application non interrompue des aphorismes hippocratiques, pendant de longues années, constitue l'expérience médicale ; et s'il est vieux chirurgien, il est trop jeune médecin encore pour inspirer, pour mériter la confiance à ce titre. En vain transfuge de l'école de Paré, il a arboré le bonnet doctoral. Cette robe n'est point le manteau d'Élisée, et l'on ne reçoit point avec elle les connaissances qu'elle suppose, les talens qu'elle exige. Sabattier, Tenon, Deschamps, Pelletan, Boyer, Dubois, Percy, n'abjurèrent point, pour la futile gloriole de s'intituler *docteurs en Médecine*, l'honneur réel du titre de chirurgien que leurs talens ont ennobli.

En vain quelques Saumaises de Saint-Côme, désireux de consolider une réunion de titres, à la faveur de laquelle ils cachent leur nullité, ont prétendu que la séparation de la Médecine, proprement dite, d'avec la Chirurgie, date seulement du douzième siècle. Nous répondrons à cette fausse allégation, que cette distinction existait tellement du temps même d'Hippocrate, que son *jusjurandum* (Ορκοσ, traduction de Fæsius, page 43, section 2), porte formellement ces termes décisifs : *Nec vero calculo laborantes secabo ; sed viris chirurgiæ aperariis , ejus rei faciendæ locum dabo.* Il existait donc , alors comme aujourd'hui , et mieux qu'aujourd'hui , des chirurgiens spécialement adonnés aux opérations ; et ceux qui voudraient tirer la conséquence qu'Hippocrate exerçait la Chirurgie , de ce qu'on trouve dans le recueil de ses Œuvres le *Laboratoire du Chirurgien*, savent mieux que nous que ce Traité lui a été faussement attribué , et qu'on trouve dans chaque page de ses Ouvrages orthodoxes , des preuves de son opinion sur l'incompatibilité de l'exercice de la Médecine avec celui de la Chirurgie.

L'Hippocrate latin , Celse , parlant de la réunion de la Chirurgie à la Médecine, aux premiers âges du monde , dit formellement qu'après qu'elle en eut été séparée , elle eut des professeurs illustres et fleurit avec éclat en Égypte , et même à Rome. *In Egypto increvit , ac Romæ non mediocres professores habuit.* (Celsus , Pref. , lib. VII , *de re Chirurgica.*

La distinction entre la Médecine et la Chirurgie, remonte donc aux temps les plus reculés ; et ce n'est que très-récemment que l'anarchie révolutionnaire conçut l'insidieux projet de la confusion de ces deux branches de l'art de guérir, pour anéantir l'art lui-même. C'est du 14 frimaire an 3 (1794), de l'époque précise où le terrorisme levait sa tête béante et promenait ses regards, ses échafauds et son homicide niveau sur le plus beau des Royaumes, *quœrens quem devoret ;* c'est de cette ère dévastatrice, qui ne visait à rien moins qu'à intervertir l'ordre des destinées du monde, que date la création dérisoire des *officiers de santé*, monstres amphibies qui, n'étant ni médecins ni chirurgiens, et s'arrogeant la prétention d'exercer l'une et l'autre fonction, fournirent depuis l'idée de cumuler ces deux professions sur la tête du même individu.

Aveuglée par un esprit de rivalité ou plutôt de basse jalousie contre la Faculté qui la bravait par son silence, la *Société de Médecine* avait, il est vrai, un moment préludé à cette désorganisation, en venant, le 19 septembre 1790, présenter à l'Asemblée nationale un projet de réunion de la Médecine à la Chirurgie ; mais l'opinion générale avait attribué cette proposition, qui n'eut alors aucun résultat, à ce germe d'insurrection, à cette fureur d'innover, à ce ferment d'indépendance illimitée qui égaraient tous les esprits, dans un moment où la licence agitait à la fois les grelots de la folie et le poignard de la rebellion, sous le masque de la liberté. Ce n'est donc, à proprement parler, qu'en 1794 que fut consommée la ruine de l'antique temple de la Médecine, sous les coups redoublés de la massue du vandalisme. Il est pénible d'avouer que la destruction du premier Corps médical enseignant de France, fut due à un chimiste fameux, irrité de n'avoir pu obtenir d'y siéger comme Docteur-Régent. Ainsi, de petites passions, des vengeances personnelles décidèrent du sort d'une antique et célèbre Association, à la destinée de laquelle étaient attachés la gloire et le salut de l'humanité ! !

Cependant des plaintes s'élevèrent de tous les points de la République.... On s'aperçut bientôt, mais trop tard, du coup porté aux intérêts du Corps social, par la suppression des Universités, et l'extinction de la Médecine et de la Chirurgie, Institutions royales dont l'origine même avait servi de prétexte à les détruire. Cédant à la nécessité, qui ne connaît point de loi, des mains inhabiles voulurent réparer ces désordres, et l'on vit successivement, en l'an 6 (1797), et le 19 ventose an 11 (1803), c'est-à-dire, à l'époque où le rêve d'une régénération philantropique tourmentait épidémiquement la France menacée d'une dissolution prochaine, où le vertige des innovations en tout genre égarait toutes les têtes ; on vit, disons-nous, s'élever sur les débris du sanctuaire de la Médecine et des amphithéâtres de la Chirurgie, un échafaudage informe, à l'abri duquel ces deux arts confondus exercèrent plutôt un brigandage honteux qu'un ministère de bienfaisance. Des Ecoles furent instituées à Paris, à Strasbourg, à Montpellier, admettant trois ordres différens : *Docteurs en médecine, Docteurs en chirurgie, Officiers de santé;* et cette organisation fut établie avec une telle impudeur, qu'on ne rougit pas de décréter le partage du produit des inscriptions, des examens, des réceptions de chaque candidat, entre les professeurs intéressés à en multiplier le nombre ; associant ainsi la honte de ces vils autels au lucre des ministres du crime, qui les desservaient.

Dès lors toute discipline fut inconnue, toute émulation fut éteinte, tout esprit de Corps anéanti, et l'art de guérir traîna dans l'oubli et l'avilissement, une existence déshonorée.

Autrefois les Facultés de Médecine, les Colléges de Chirurgie dirigeaient les études de leurs disciples, chacun vers les exercices relatifs à la partie de l'art à laquelle ils désiraient se vouer ; des examens sévères, des épreuves authentiques, des actes publics cautionnaient la capacité des candidats, mettaient en lumière leurs talens, en même temps qu'ils les recommandaient à la Société au sein de laquelle ils allaient prendre place. Ces solennelles assemblées rappelaient les fêtes olympiques, où les poëtes, les orateurs, recevaient des mains de juges incorruptibles une couronne méritée, aux acclamations de la Grèce réunie. Qui nous rendra ces mémorables *paranymphes ;* cet acte imposant par lequelle la Faculté allait offrir au premier corps de l'État, au Parlement, les jeunes licenciés, en assurant qu'il pouvait leur confier la santé, la vie des citoyens. De quel front l'École d'aujourd'hui oserait-elle présenter une telle garantie, en produisant ses élèves, triste produit de son enseignement ambigu ? C'était peu que les licenciés d'alors joignissent aux charmes de l'éloquence, la profondeur de l'érudition ; à un coup d'œil rapide, une constance infatigable ; à l'amour de leur art, celui des lettres et de l'humanité ;

il fallait encore qu'une probité sans tache, qu'une aménité habituelle, qu'une moralité parfaite caractérisassent l'aspirant au doctorat qui, comme la femme de César, ne devait pas même être soupçonné; aussi, la Médecine citait-elle avec honneur ses *Bouvart*, ses *Lorry*, ses *Tronchin*, ses *A. Petit*, ses *Bordeu*, ses *Maloët*, ses *Vicq-d'Azir*; comme la Chirurgie, avec orgueil, ses *J. H. Petit*, ses *Dionis*, ses *Lafay*, ses *Duverney*, ses *Morand*, ses *Dessault*, ses *Sabattier*, ses *Lecat*, ses *Louis*.

Aujourd'hui, la direction des études est vague et indécise, jusqu'à l'époque des réceptions. On a hérissé l'enseignement de l'art de guérir de sciences accessoires qui détournent de son véritable but, de nomenclatures géologiques qui le défigurent. Loin d'être élémentaires, les leçons se perdent dans le chaos des hypothèses. Loin de s'en tenir aux auteurs classiques, chaque professeur a son système particulier, sa nosographie favorite, de manière qu'en quittant un maître pour passer à un autre, l'étudiant doit faire le pénible apprentissage d'un idiome nouveau, et les cours sont tellement diffus, qu'il en est qui, depuis l'institution des nouvelles Écoles, n'ont jamais été terminés. Ebloui par l'éclat du bonnet doctoral, suspendu en perspective à l'extrémité de la carrière, l'élève rougirait de descendre à la partie ministrante de l'art; et, dans sa vanité, préfère à tel point la robe de Rabelais à la *trousse* d'Ambroise Paré, que sur plus de quatre mille réceptions, à peine compte-t-on quatre-vingts docteurs en Chirurgie. Tout facilite, au reste, cet égarement. Les examens sont faits avec une légèreté scandaleuse, les réceptions avec une facilité coupable. Douze années se sont écoulées depuis que ces abus déshonorent l'art de guérir, et nulle voix courageuse n'ose s'élever pour en provoquer la cessation; quoique parmi les professeurs même, il y en ait qui gémissent de ces excès. En vain, en 1808, dans l'Introduction de

notre *Manuel populaire de Santé*, et précédemment, dans l'Avertissement placé en tête de notre seconde édition de *l'Ami des Femmes*, nous les avions dénoncés ; et nous disions : « Qui oppo-
» sera une digue à ce torrent, dont les
» ravages menacent d'envahir les géné-
» rations?... Qui gravera en traits in-
» débiles, sur les colonnes du temple
» d'Épidaure, cette époque infamante
» d'un aussi désastreux brigandage?...

« *Mence, ad sum qui feci, in me convertite ferrum!* »

Nous le disions ; notre voix se perdit dans les airs, couverte, étouffée par les clameurs des intéressés à perpétuer ces abus.

Quels avantages la Médecine, la Chirurgie ont-elles retirés de cette réunion tant prônée? Quels sujets distingués sont donc sortis de cette École fiscale, qui ne tend qu'à enrichir ses professeurs, déshonorer les étudians et appauvrir l'art? Quels athlètes vigoureux a-t-on vu s'élancer de ces gymnases poudreux, fixant les regards de la multitude et justifiant ses suffrages? Où sont les médecins dignes de remplacer les Lorry, les Vicq-d'Azir? Où sont les chirurgiens qui ont droit de succéder aux Louis, aux Dessault? Osons le dire, les noms illustres encore de ceux qui exercent l'art de guérir avec distinction dans la Capitale, appartiennent tous à des élèves émérites des anciennes Écoles, et nul des fils de l'École moderne n'a remplacé; ne remplacera les Pelletan, les Deschamps, les Boyer, les Dubois.

Mais on dit : « L'art de guérir est un et » indivisible. Donc et l'enseignement et » l'exercice de la Médecine et de la Chi- » rurgie, ne doivent pas être divisés ». On pourrait d'abord rétorquer l'argument, et avec bien plus d'avantage en faveur de la Pharmacie, car elle peut dire avec plus de justice : Pourquoi la main qui trace l'ordonnance, ne confectionnerait-elle pas le médicament; et pourquoi le Savant qui connaît la nature, la vertu des drogues, ne serait-il pas apte à en faire l'application.

Mais, sans nous perdre dans des discussions métaphysiques, consultons ce qui se passe chaque jour sous nos yeux dans la société. En jurisprudence, s'il est des avocats pour éclaircir les sentiers épineux de la chicane, discuter les lois et tonner au barreau; n'est-il pas des procureurs, pour suivre l'instruction matérielle des procès, fournir les pièces officielles de la procédure, et préparer en silence les bases de la sentence du juge; et cependant, la jurisprudence est une; dans les arts, n'existe-t-il pas un architecte qui trace largement le dessin de l'édifice à construire; n'est-il pas un utile maçon qui, suivant les règles de l'art, assied ses fondemens, dispose ses matériaux, et termine l'ouvrage; cependant, l'architecture est une. L'art militaire est un; cependant, il est des militaires de ligne, des officiers d'artillerie, des corps du génie, des écoles de mine, des ponts et chaussées, et tous concourent au même but avec la même gloire. La musique est une; et cependant, les uns se vouent à la composition, les autres à l'exécution.

Ce projet d'unité est plus spécieux que vrai, plus séduisant que praticable; il flatte l'amour-propre de l'homme qui croit s'agrandir en caressant cette chimère. Dans son inquiétude naturelle, dans sa vanité sociale, il croit pouvoir embrasser l'horizon que lui découvre son imagination; mais l'expérience l'a bientôt tristement désabusé. Pour quelques génies privilégiés, astres errans qui étonnent et éclairent l'Univers dans leurs rares apparitions, il est bien peu d'hommes qui sachent joindre la théorie à la pratique, le coup d'œil à l'exécution, la force de l'esprit à l'adresse de la main. L'intelligence humaine n'a qu'une mesure bornée, et le commun des hommes ne réunit point au même degré ces deux genres de mérite. En divisant l'enseignement et l'exercice des deux rameaux de l'art de guérir, nous compterons encore des Médecins célèbres, des Chirurgiens distingués; en continuant de les réunir, nous n'aurons qu'une race de métis dégénérés.

Il doit donc y avoir deux classes très-distinctes d'enseignement, d'exercice; l'une vouée à la méditation des principes de la physiologie, de la nosographie, de la thérapeutique, de la matière médicale, appliqués à la clinique, des dogmes hippocratiques, enfin, et surtout de l'hygiène; l'autre, spécialement occupée de l'anatomie et de la profonde connaissance des opérations manuelles. Le médecin qui veut honorer son état et justifier le titre qu'il porte, doit être né avec un tact particulier, et avoir reçu de la Nature une justesse de discernement qui lui fasse apercevoir rapidement tous les phénomènes divers. Il doit être doué d'un esprit continuel d'observation, et surtout avoir attentivement étudié l'homme en santé, pour mieux apprécier les modifications que causent chez lui les maladies. Initié dans les mystères de la physiologie, de la pathologie interne, dans les études de la chimie, dans les découvertes de la physique, dans les ressources de la matière médicale, il doit apporter au lit du malade un coup d'œil rapide qui puisse lui faire saisir l'ensemble des symptômes, et lui fournir le moyen d'en déduire ses agens de curation. La Chirurgie exige une disposition particulière d'adresse manuelle, une connaissance approfondie et détaillée des parties du corps humain, une extrême facilité à se rappeler les ressources de son art, à en faire l'application aux cas qui lui sont offerts, et à se décider dans le choix, aussi sûrement que promptement : « *cito tuto et jucunde* ». Impassible comme la loi, il doit exécuter avec calme et fermeté les sentences qu'il a rendues avec une conviction motivée ; enfin, joignant à l'habitude de la main l'habitude de l'exercer, il doit être sourd aux plaintes, sans dureté, et ne voir autre chose dans l'opération qu'il tente, que le moyen le plus sûr d'être utile à celui qui en est le sujet. Il résultera, au reste, de la séparation de ces honorables professions, une rivalité qui tournera au profit de l'une et de l'autre, et de l'art.

Dira-t-on que les habitans des campagnes, que les militaires, ont besoin de chirurgiens initiés dans les dogmes de la pratique médicale? Trois célèbres professeurs vont se charger de répondre à cette objection, chacun à leur manière.

M. de Fourcroy, dans l'introduction de la loi du 19 ventose, dit formellement: « Six ans de travaux assidus auprès des » docteurs, ou cinq ans de résidence » dans les hôpitaux civils ou militaires, » suffisent pour que les chirurgiens ac- » quièrent assez de connaissances-prati- » ques pour devenir capables de traiter » les maladies ». L'exorde et les principes sont dignes de la conséquence.

M. Hallé, dans son discours prononcé en séance publique de la Faculté, le 14 novembre 1815, pose en fait, « qu'il n'y » a nul doute que l'expérience en Mé- » decine, douée d'un bon esprit, a pu » suffire pour former des hommes utiles, » et même d'habiles praticiens... »

M. l'inspecteur-général Coste dit textuellement, pag. 86 de l'Ouvrage qu'il a publié en 1790, sur le service des hôpitaux : « Les chirurgiens-majors des » régimens sont incapables d'exercer les » fonctions de médecins ; ceux des hôpi- » taux militaires ne les remplacent pres- » que jamais sans quelques désavantages » pour les malades, *parce qu'on n'est* » *pas à la fois médecin et chirurgien*... » En vain, abusant de la confiance et » des intentions respectables d'un grand » prince (Joseph II), le trop fameux » Brambilla, dans un discours aussi in- » conséquent que l'Institution qu'il vou- » lait célébrer (l'Académie militaire de » Chirurgie-Médecine établie à Vienne), » a-t-il essayé d'établir la nécessité de » confondre la Médecine avec la Chi- » rurgie, en conservant à celle-ci la plus » grande prééminence sur l'autre ; sans » doute la Nation française, plus éclai- » rée, ne permettra pas qu'on cherche » à introduire et à naturaliser chez nous » des projets mal assurés, que l'impossi- » bilité de leur exécution proscrira bien- » tôt du sein même de la Nation où ils » sont enfantés ».

L'événement a justifié la prédiction du prévoyant médecin des Invalides ; et on peut ajouter, avec la même probabilité, que peu de temps s'écoulera en France, avant que la réforme de l'enseignement actuel des Écoles de Médecine et de Chirurgie ait fait justice à ce chaos révolutionnaire. Alors s'élèveront des médecins qui se feront une loi d'aller visiter gratuitement l'indigent des campagnes, des chirurgiens qui sauront se rendre utiles dans les corps militaires auxquels ils appartiendront.

L'aigle de la Chirurgie, celui à qui elle doit l'édit qui l'a séparée de la *barberie*, jusqu'alors exercée par les chirurgiens, M. de la Martinière, dans un mémoire adressé au Roi, eut le courage de lui dire : « S'il pouvait arriver, Sire, » que Votre Majesté voulût accorder aux » chirurgiens le droit d'exercer la Médecine avec la Chirurgie, je me jeterais » à vos pieds pour vous conjurer de n'en » rien faire ; parce que si les chirurgiens » modernes pouvaient y gagner, la Chi-

» rurgie y perdrait tout. Une pareille con-
» cession ne pourrait manquer d'entraîner
» l'entière décadence de notre art ». Le Monarque écouta l'homme de l'art, et chaque profession resta dans ses frontières respectives. Cet honnête chirurgien avait-il donc le don de prophétie, ou dira-t-on qu'il ne fut pas inspiré par la gloire et l'intérêt d'un art qui lui devait d'être relevé de l'avilissement où il était tombé avant lui ? Non, il eut raison; et si cette épidémie continuait, dans dix ans on ne trouverait que des docteurs indoctes, et pas un chirurgien.

Qu'il nous soit permis, sur les pas de cet ardent zélateur de l'art Chirurgical, d'adresser au Grand Roi, au Monarque Désiré, au retour duquel la France doit celui de son bonheur et de sa gloire, les vœux que depuis douze années nous formons pour la restauration du temple de la Médecine, qui ne dut son renversement qu'à la haine de la religion et de la royauté. Veut-on que la Médecine soit honorée? Veut-on que la Chirurgie occupe dans l'échelle sociale le rang auquel elle a droit de prétendre? Que nul ne soit reçu, sans avoir subi les plus rigoureux examens; sans avoir fait ses preuves de talens et de moralité. C'est sur la population qu'est basée le nombre des magistrats, des notaires, des juges de paix, des curés : n'est-ce pas aussi une magistrature, n'est-ce pas un ministère d'êtres voués, par état, à plaider la cause de l'humanité ; à la disputer à la douleur, à la mort; à la consoler, à la soulager dans les angoisses de la vie? La Médecine, pour être assise au rang qui lui convient, devrait être entretenue aux dépens de l'État et classée parmi les fonctionnaires publics. Cet état ne sera jamais libre, honoré comme il doit l'être, que lorsqu'il sera gratuit. Que la Chirurgie, qui doit tout son lustre à l'adresse de la main, et dont les succès sont patens et faciles à vérifier ; que la Pharmacie, qui semble avoir levé un impôt sur les infirmités humaines et créé un négoce fondé sur les moyens de réparer la santé, soient salariées par les citoyens, encessant de jouir du droit honteux de voir pulluler et s'accroître leurs membres sans bornes et sans lois; mais que la Médecine, placée depuis des siècles au premier rang par l'opinion publique, recouvre, avec son mode d'enseignement particulier, sa splendeur primitive, et obtienne, avec une aisance cautionnée par le Gouvernement, de nouveaux motifs d'émulation et d'encouragement dans l'exercice du plus pénible des états! Loin d'étendre des branches parasites, que cet arbre soit émondé, si l'on veut qu'il produise des fruits généreux, et couvre d'une ombre hospitalière la terre qui le nourrit! Les Universités sont rétablies, les Académies réorganisées, les Corporations même réintégrées; pourquoi la Médecine, seule, conserverait-elle une organisation qui rappelle le règne du vandalisme et l'avilissement du trône? Avons-nous si peu savouré les fruits amers de l'expérience, que nous n'ayons pas appris qu'il faut revenir à nos anciennes institutions, sous peine de retomber dans l'anarchie?

Non, cette terrible leçon n'aura point été perdue pour les Français. Mille et mille voix se sont élevées pour porter aux pieds du trône leurs réclamations contre les abus résultant de la réunion de la Médecine à la Chirurgie : mille et mille voix s'élèveront, pour bénir le Prince éclairé qui les fera cesser, en faisant rentrer chacune de ces professions dans les limites qu'elle occupait sous la protection des lois, sous l'obéissance aux Monarques qui ont fait la gloire et le bonheur de la France.

ÉTIOLOGIE
ET THÉRAPEUTIQUE
DE
L'ARTHRITIS ET DU CALCUL.

PREMIÈRE PARTIE.

« *Scribo fide medicâ probâque pietate.*
» *Qui meliora habet, eodem det animo.* »

KLEIN.

Les médecins écrivent depuis des siècles sur la goutte, sans qu'aucun d'eux ait assigné sa nature et précisé sa cause. Cependant, le père de la Médecine lui-même, avait proclamé en principe, *qu'il appartient au même art et de connaître les causes des maladies et d'y apporter remède* (*). Comment, après une telle profession de foi, a-t-il pu sérieusement proposer la définition suivante de la goutte? *L'arthritis est produite par la bile et la pituite mises en mou-*

(*) *Morborum causas nosse, eorumque impetum reprimere, ejusdem est scientia.* Hippoc. *de Arte*, p. 11, § 19, tom. I, éd. Vanderlinden.

vement et déposées dans les articulations (*). Sans notre respect profond pour les oracles du Calchas de Cos, ne serions-nous pas tenté d'avouer que cette définition ressemble un peu à celle qu'a donnée Molière, de l'opium qui fait dormir, *quia inest in eo virtus dormitiva?*

On a, depuis vingt-cinq ans, tellement exploité le domaine de la goutte, plutôt comme une mine productive que comme une maladie à combattre, que ce n'est pas sans une secrète frayeur d'être taxé de charlatanisme, qu'un médecin délicat se hasarde à écrire sur ce sujet, bien qu'il ne veuille pas faire un secret de sa théorie, de ses expériences et de ses recettes curatives. Nous avouerons que cette crainte nous a long-temps empêché de nous mettre sur les rangs, quoique notre opinion fût formée depuis plusieurs années, et malgré que nous ne découvrissions rien qui pût l'ébranler, dans les prétendues découvertes si fastueusement proclamées, et comme à l'envi l'une de l'autre, depuis quelque

(*) *Hic morbus a bile fit et pituitâ, cum commota in articulos incubuerint.* Hippocrate est si mécontent lui-même de cette définition, que dans le paragraphe suivant il propose cette autre : *Et est quidem hic morbus sanguinis in venulis a bile ac pituitâ corrupti. Id.* tom. II, p. 180, § 32. Laquelle des deux théories fautil adopter?

temps. Ces annonces emphathiques nuisent beaucoup à la science, d'abord parce qu'elles mettent en défiance contre les découvertes véritables de la recherche desquelles elles découragent; puis parce qu'elles préparent autant de détracteurs secrets des inventeurs réels, et parmi ceux qui ont été trompés, ont reconnu leur erreur et craignent d'être abusés de nouveau, et parmi ceux qui, n'étant point encore détrompés, continuent de porter à leur erreur une confiance aveugle, et une prévention défavorable à tout ce qui n'est pas elle. Ce sont des Seïdes tout prêts à subir les honneurs de la persécution pour défendre leur idole. Ce n'est point un tel dévouement que nous demandons à nos lecteurs. Il nous suffira qu'ils apportent à l'examen de notre théorie, une réflexion calme, une observation impartiale.

Pour leur prouver que nous nous sommes occupé sans prévention, avec constance, avec bonne foi, dans le véritable dessein de trouver la vérité, et dans l'intérêt de la science, du sujet sur lequel nous voulons en ce moment appeler leur attention, nous leur présenterons succinctement, et comme terme de comparaison, l'opinion des auteurs les plus renommés qui ont traité de la goutte.

Aperçu des opinions des principaux Lithographes.

Nous avons consigné plus haut la définition de la goutte donnée par Hippocrate; et en renvoyant à ses ouvrages pour les divers remèdes qu'il ordonne en ce cas, d'une manière aussi vague que peu rationnelle, nous ferons remarquer qu'il n'est pas étonnant que, partant de principes indécis et d'une théorie purement idéale, il en déduise des conséquences indéterminées, et l'emploi d'une médication incertaine et confuse. Tantôt il ordonne les rafraîchissemens (*frigefactoria*); tantôt un purgatif (*pharmacum purgans*); d'autrefois le petit lait et le lait d'ânesse (*serum et asininum lac*); enfin, il va jusqu'à prescrire le moxa allumé au-dessus de la nodosité de l'articulation du doigt (*venas paululum suprà articuli in digito nodum, inurito cum lino crudo*). Notre respect pour le patriarche de Cos, ne doit pas aller jusqu'à consacrer ses erreurs et propager des hérésies, *in verba magistri*. Nul plus que nous, ne s'honore de professer l'hippocratisme; nul ne rend un plus solennel hommage au plus beau génie qui ait éclairé les sentiers tortueux de la Médecine, et réduit en un corps de doctrine une série d'observations empyriques jusqu'à lui recueillies sans ordre et sans but; mais nous ne nous laisserons point entraîner à un culte aveugle. *Amicus Plato, magis amica veritas*; et lors même qu'il s'agit d'Hippocrate, nous n'oublierons point le serment qu'il nous a imposé, de ne jamais trahir la vérité.

Galien reconnaît deux causes générales de la goutte : l'une est la débilité des articulations, causée ou héréditairement, ou par l'abus de la table et du lit; l'autre, une humeur excrémentitielle. Il en déduit un système de curation analogue à cette étiologie.

Celse s'est plus attaché à indiquer le traitement de la goutte qu'à la définir. Il conseille dans l'invasion, les fomentations d'eau chaude, les cataplasmes de farine d'orge, de figues et d'écorce de caprier, ou la farine d'ivraie cuite dans le vin avec sa lie, la racine d'aunée écrasée et cuite dans un vin austère. Il prescrit encore les sachets de sel imprégné d'eau chaude, et s'il survient tumeur, l'apposition de ventouses scarifiées, en usant de diurétiques et de purgatifs; enfin, le cautère actuel par le fer rouge, de manière à obtenir une suppuration, et à provoquer la sortie de l'humeur goutteuse.

Il employait, au reste, l'insolation, les frictions sèches, la saignée, le lait d'ânesse; il ordonnait l'abstinence du vin et des plaisirs de Vénus, les sueurs provoquées par des frictions dans un appartement chaud, et suivies d'aspersions d'eau glacée, ensuite des alimens propres à accroître ou provoquer les urines. Il faisait précéder ce traitement par les vomitifs, s'il y avait saburrhe. Il distinguait soigneusement s'il y avait déjà tumeur, si la tumeur était ou non accompagnée de chaleur. Si la tumeur n'existait point, il conseillait les fomentations chaudes, les pédiluves dans l'eau marinée la plus chaude qu'on pût supporter, puis, la nuit, des cataplasmes de guimauve cuite dans le vin et appliquée bien chaudement.

S'il y avait tumeur et ardeur, il préférait les rafraîchissemens, et il employait en topique, en bain, l'eau glacée; mais ces lotions devaient être courtes et rares, pour ne pas causer la rigidité des nerfs; il passait ensuite à l'emploi des cataplasmes de têtes de pavot cuites dans le vin et mêlées avec l'onguent rosat, ou le cérat fait avec la graisse de porc et la cire.

S'il y avait tumeur, chaleur et douleur, il appliquait dessus des éponges imbibées ou d'huile ou de vinaigre, ou d'eau froide, ou un sparadrap de poix, de cire et d'alun; quelquefois la décoction de concombre sauvage ou coloquinte, ou de safran avec le suc de pavot et du lait de brebis.

Il employait encore contre les tumeurs, les

fomentations d'eau glaciale dans laquelle on avait fait bouillir du lentisque, de la verveine et d'autres répercussifs, et il faisait des linimens avec du vinaigre dans lequel on écrasait des amandes amères, ou avec le suc de pariétaire délayé avec la céruse ; enfin, il posait la pierre caustique, nommée par les Grecs *sarcophage*.

Au bout de quarante jours, terme ordinaire de la crise, dit-il, quand il n'y a point de cause particulière, on revenait graduellement aux exercices ordinaires, en observant une diète sévère, l'usage de linimens adoucissans, faits avec l'anagyris, ou le cérat liquide de Chypre sur les articulations. Il défendait l'équitation.

Il insistait sur un régime particulier à observer par ceux chez qui ces crises revenaient périodiquement, et il leur prescrivait les vomitifs, les purgatifs et la diète laiteuse.

Nous avons insisté sur l'exposition de ce traitement, parce qu'il nous a paru plus suivi, plus rationnel, plus méthodique que ne le présentent ordinairement les anciens, qui, au reste, se sont bien moins occupés de la goutte que les modernes, parce que cette maladie était beaucoup moins répandue chez eux que parmi nous. On ne peut en faire honneur à leur sobriété, ni à leur continence. On sait assez qu'ils n'ont rien laissé à ajouter en excès de tous genres à leurs descendans ; et les mœurs de Lesbos, de Sybaris, sont aussi honteusement célèbres que les débordemens de Caprée et de Bayes. Il est deux causes de la rareté de la goutte chez les anciens, quoiqu'on l'y ait quelquefois rencontrée ; ces deux causes sont : l'usage de la laine sur la peau, et celui des bains de vapeurs.

Les Grecs et les Romains ne portaient point de chemises, et les papilles de leur peau, sans cesse irritées par les aspérités de la laine posée à nu, étaient dans un état permanent de transpiration qu'exhalaient constamment les pores ouverts par ce continuel frottement. Cette sécrétion était encore augmentée par l'usage habituel des frictions sèches et des bains. Mais elle l'était surtout par l'emploi journalier du bain de vapeur qui précédait toujours, et suppléait souvent le bain proprement dit. C'est encore chez Celse que nous trouvons le mode d'administration de ce bain. (Liv. I, chap. 2, sect. 1). « Si l'on arrive au bain, dit-il, on commence » par suer sous son habillement, dans la chambre nommée *tepidarium* ; on s'y fait oindre » d'huile ; on passe ensuite dans le *calidarium* » ou étuve ; on y sue de nouveau, et sans entrer dans la baignoire, on arrose sa tête tour » à tour d'eau chaude et d'eau froide ; on se » fait frictionner, essuyer et oindre une autre

» fois ». Ailleurs, il conseille de joindre à l'huile du vin et du sel. Nous avons vu l'usage de ces bains exactement conservé chez les Russes, peuple vierge, qui a plus retenu des mœurs des anciens qu'emprunté des coutumes de ses contemporains, qu'il ne connaît bien que depuis un siècle. Il serait très à désirer que nous naturalisassions en France ces bains secs, dont l'inconstance actuelle de notre température, très-différente de celle qui régnait il y a cinquante ans, nous fait un besoin, je dirais même un devoir.

On va voir qu'il semble qu'un esprit de vertige, ait égaré sur les pas du coryphée de l'école, les médecins qui se sont succédés dans la recherche de la nature de la goutte.

Arétée de Cappadoce la range parmi les affections nerveuses, en confondant l'effet avec la cause.

Oribase la classe parmi les maladies inflammatoires, et il conseille la thérapeutique recommandée par Hippocrate, en partant cependant d'un principe différent.

Œtius, devançant les subtilités scholastiques modernes, mais déjà hérissé des entités d'Aristote, veut que la goutte soit l'effet d'une prédominance humorale *sui generis*, et d'une qualité élémentaire : *obscurum per obscurius*.

Arétée de Cappadoce y avait reconnu les symptômes nerveux avec exaltation d'énergie, puisqu'il la comparait à la frénésie, et même à l'hydrophobie; *Scribonius Largus*, qui a écrit sous Claude dont il était le médecin, la qualifie au contraire d'affection nerveuse avec débilité, et en conséquence, il ordonne les toniques, les préparations martiales, et même le toucher de la torpille. Nul doute que s'il eût vécu de nos jours, il eût employé l'électricité, que des docteurs du siècle dernier ont essayée, sans succès constant et prouvé.

Lithologues modernes.

Soit qu'on ait pendant quelques siècles cessé de s'occuper de la goutte, et que la Médecine, plus contemplative, attendît du temps la découverte des moyens propres à combattre ce Protée insaisissable, soit plutôt que ses travaux se soient perdus dans l'obscurité de ces temps barbares plus voués aux combats qu'aux sciences, ce n'est qu'au 13e. siècle que nous voyons paraître sur la goutte un ouvrage de *Demetrius Pepagomenus*, qui y reconnaît une affection constitutionnelle générale, causée par les écarts de régime et la débilité de l'appareil digestif. Selon lui, les humeurs mal élaborées dans les articulations, corrompent la masse du sang où elles sont resorbées. Ce que son système, un emprunté d'Hippocrate, et souvent reproduit par ses successeurs, offre de plus sage, c'est le conseil d'une diète sobre, d'un régime modéré; mais, sous ce rapport, sa médecine est plus hygiénique que curative. C'est à sa constance à la suivre, qu'a dû depuis le débile Cornaro d'atteindre une longévité très-reculée, malgré les excès de la jeunesse la plus fougueuse.

Suivant les mêmes traces, *Paul d'Egine* assigne pour cause de la goutte le défaut d'assimilation alimentaire, causé par l'atonie des organes de la digestion, et il en accuse les mœurs de son temps. Qu'eût-il dit s'il eût vécu parmi nous ?

Commentant une des deux définitions d'Hippocrate, *Cœlius Aurelianus* et *Alexandre de Tralles* attribuent la goutte à l'afflux tumultueux d'humeurs acrimonieuses sur les articulations affaiblies. Proscrivant les fomentations, ils insistaient sur l'usage des toniques pris intérieurement, et continués pendant de longues années, en observant une diète appropriée.

L'acrimonie de l'humeur synoviale a semblé aussi à *Paracelse* expliquer les phénomènes de la goutte. Poussant plus loin ses chimériques visions, l'enthousiaste *Van-Helmont* en a accusé le défaut d'élaboration de l'humeur prolifique, et pour nous servir de ses expressions pittoresques, le germe arthritique *y dort jusqu'au réveil, comme l'hirondelle dans son nid.*

Cependant, quelques lueurs auraient dû guider les esprits dans la recherche de cette ténébreuse monographie. Déjà *Sennert* avait admis l'acidité comme cause de la goutte, mais il la croyait produite par une fermentation de la synovie; déjà *Rivierre* et *Frédéric Hoffmann* avaient émis l'opinion que la goutte était due à un excès de principe acide. Le premier prétendait qu'il existait un sel acide corrosif, inné dans le sang, qui, passant dans les vaisseaux lymphatiques, se portait sur les articulations; le second se fondait sur l'observation qu'un anneau composé, dit-il, de mercure, de cuivre et de tutie, porté par un malade goutteux, devenait noir à l'approche de l'accès et pendant sa durée, après laquelle il reprenait sa couleur ordinaire. *Selle*, *Martian* et *Quarin* partageaient cette opinion avec quelques nuances plus ou moins différentes.

Ces avis furent perdus pour la science, et l'on retomba dans le vague des hypothèses. Bientôt on voit *Fernel*, que ses hautes connaissances en chimie auraient dû mettre sur la route de la vérité, se borner à accuser la goutte d'être causée par la débilité du cerveau, d'où transudait sur les articulations une lymphe viciée.

Musgrave, traitant la goutte de maladie dégénérée et seulement comme symptôme résultant d'une affection scorbutique, asthmatique, chlorotique, rhumatismale, oubliait qu'il avait fait la remarque suivante, dont il est bien étonnant que l'importance ait échappé aux médecins, et ne les ait pas guidés sur la véritable voie : c'est que cent ans avant l'époque à laquelle il écrivait, on ne se servait point de chaux pour la culture des champs dans le Dévonshire; or, la goutte était infiniment rare dans ce pays où elle s'est multipliée depuis, en proportion de l'usage de la chaux devenu très-commun.

Les autres médecins se livrèrent aussi tour à tour aux théories les plus disparates, aux opinions les plus erronées.

Le grand *Boerhaave*, le seul qui ait posé depuis Hippocrate, un fanal inextinguible sur la route de la médecine, *Boerhaave* proclamant de même l'acrimonie des humeurs qui arrosent les systèmes nerveux, décide que la goutte est le résultat de la trop grande rigidité des solides; par conséquent de la ténuité du système vasculaire, et d'un ferment particulier acquis par communication ou par contagion, et non héréditairement. Se traînant servilement sur ses traces, l'illustre *Van-Swieten* professe hautement la même opinion dont il faut avouer que ni l'art ni la pratique ne retirent aucune lumière. Voici le texte du célèbre docteur Hollandais, (tom. IV, in. Aph. Boerhaave, ad § 1263). « La cause prochaine de l'arthrite, est dans » une acrimonie particulière des humeurs, une » viscosité produite par la défécation arrêtée » du sang, et par un défaut d'élaboration des » alimens dans les système vasculaires ». *Fiat lux.*

Mais un médecin, dont le suffrage doit être bien imposant dans une telle controverse, et à raison de sa vaste érudition, et parce qu'il fut pendant trente-trois ans en proie aux tortures de cette terrible maladie, est *Sydenham.* On regrette et s'étonne à la fois, qu'avec un esprit aussi droit, une méditation aussi continue, il n'ait pas mis le doigt sur le point de la difficulté. Le tableau qu'il nous a tracé de cette affection, est horrible de vérité; et il semble qu'avec une telle expérience, il n'eût pas dû se borner à assigner pour cause de la goutte le défaut de coction des humeurs, à raison de la faiblesse des solides. On est fâché de voir un savant tel que *Baglivi* partager une opinion aussi vague.

Ce même Sydenham, cependant, a entrevu la cause de la goutte ; et il est à regretter qu'un praticien, qui pouvait appuyer de sa propre expérience une théorie lumineuse, n'ait pas convenablement dirigé ses réflexions, par la connaissance de la nature de l'humeur arthritique. On trouve à la fin de la description de ce mal, si précieuse d'exactitude et de ressemblance, ces mots précis : « Les viscères du malade, farcis de l'humeur de la goutte, ne peuvent plus » exercer leurs fonctions; le sang, surchargé » de limon et d'ordure, ne peut plus circuler, » ni la matière de la goutte se porter sur les » articles, comme elle avait accoutumé : enfin, » la mort survient.... »

Comme ce tableau, résultat d'observations personnelles, comme cette pratique gissant tout en faits, s'expliquent par notre théorie ! Qui ne voit que c'est le phosphate calcaire dissous par l'acide phosphorique, qui, pénétrant les fibres des membranes, les ossifie, s'oppose à l'exercice de leurs fonctions, et amène l'instant fatal de leur cessation ?

Stoll, l'exact *Stoll* lui-même, dit que la goutte est produite par l'humeur atrabilaire accumulée dans le sang (surtout dans le système de la veine-porte), et qu'elle y circule jusqu'à ce qu'elle allume la fièvre dépuratoire arthritique.

Il assimile l'accès de goutte dans son premier stade, à celui de la fièvre bilieuse; et *Barthez*, qui compare ces opinions, fait la réflexion infiniment judicieuse : qu'on peut trouver de semblables indices d'affinité de la goutte avec les maladies pituiteuses comme avec les maladies bilieuses ; et qu'il est probable que la goutte, se compliquant de la constitution propre à l'individu qu'elle attaque, doit avoir plus d'affinité avec la bile chez les hommes tourmentés de passions vives ; plus d'affinité avec la pituite chez les êtres d'un tempérament flegmatique.

Grandt ne lui assigne pas d'autre cause que les excès dans le régime, joints à une vie molle et à l'oisiveté.

Willis croit qu'elle est le produit de levains particuliers, de la faiblesse des viscères et de l'appauvrissement du sang.

Stalh dit que, parmi les accidens de régime productifs de la goutte, il faut placer au premier rang les violentes passions de l'âme.

Liger assure que l'unique principe de la goutte réside dans le mucilage surabondant des alimens et des boissons.

Hoffmann assure qu'elle est produite par un acide tartareux, et il explique par cette théorie la disposition qu'ont les ivrognes à en être attaqués.

Quercetan renchérit sur cette idée, et assure que la goutte est de nature pierreuse.

Cullen regarde la diathèse goutteuse comme une affection du système nerveux, qui, en se communiquant au système sanguin, produit l'état inflammatoire de la goutte. Elle est, dit-il, la suite de l'état d'atonie qui se manifeste à un certain âge dans les fonctions de l'estomac, et consécutivement dans les extrémités. Son explication est très-ingénieuse : la concentration du principe vital affaiblit les extrémités qui, par réaction, communiquent à leur tour leur atonie à tout le système et surtout à l'estomac. La nature, qui tend à guérir, redouble ses efforts pour rétablir le ton des parties, et y parvient en excitant une affection inflammatoire dans quelque partie des extrémités. Quand cette affection (la goutte) a subsisté quelques jours, le ton des extrémités, et consécutivement de tout le système, se rétablit, et le malade recouvre son état de santé.

Barry, commentant *Boerhaave*, pense que la goutte est causée par l'altération du fluide nerveux (*aura vitalis*), produite par le vice de la dernière digestion ou préparation des humeurs.

Vanderboch et *Finke* l'attribuent, au contraire, à une disposition causée par une surabondance de bile et de pituite, par une altération des humeurs mal élaborées.

Pietsch, ressuscitant l'opinion de Van-Helmont, avait accusé de la formation de la goutte, l'inélaboration de l'humeur spermatique dans les organes affaiblis de la génération, et resorbés des vésicules séminales dans le sang. Mais, dit *Barthez*, cette dégénération du sperme est presque toujours un effet, et peut rarement être mise au nombre des causes de la débilitation nerveuse de la constitution qu'on observe généralement chez les goutteux.

Nous ajouterons que cette débilitation nous paraît exister bien moins souvent qu'on ne le dit ici.

Le traducteur de Sydenham, le docteur *Jault*, enseigne que la goutte est due à un défaut de la transpiration insensible, dont la matière, qui est âcre et saline, étant accumulée dans le corps, se dépose ensuite sur les articles.

Ponsart ajoute à cette cause, celle résultante de la diminution du calibre des vaisseaux excréteurs du système cutané.

Gachet, sur leurs pas, l'attribue à une sérosité âcre, saline, excrémentitielle, surabondante dans le sang, descendant dans les articulations où elle a peine à s'évacuer et à s'évaporer, à raison de l'étroitesse des pores; il appelle cela un défaut d'*émanation ;* il lui assigne, d'ailleurs, onze causes, parmi lesquelles il place éminemment les nourritures animales. Avec une aussi féconde nomenclature, il était difficile de ne pas rencontrer quelque chose de vrai.

Avant lui, *With* avait déjà dit que la goutte était l'effet de la combinaison particulière des fluides animaux.

Baynard, conduit par ses analyses de l'urine des goutteux, en a conclu qu'un sel particulier, très-piquant, retenu par une humeur glutineuse, pénétrant les articulations, y cause les douleurs atroces qu'on ressent dans les tendons et les ligamens ; les accès de goutte, dit-il, sont plus ou moins rapprochés, plus ou moins intenses, en proportion de l'accumulation de ces sels.

C'est après avoir lu cette foule d'auteurs indécis, qu'on est tenté de s'écrier avec *Fernel*, parlant de la goutte, Consil. 12 : *Neque in his, neque in aliis artis operibus, me unquam ab investigando deterrebit veterum aucthoritas, licet ne vel minimum quidem scriptorem neglexerim.*

Barthez, qu'on n'accusera pas de stérilité de génie, a consacré deux gros volumes à nous dire sérieusement « que la goutte est due à une » disposition particulière de la constitution, à

» produire un état spécifique goutteux, et dans
» les solides et dans les humeurs, et à une infir-
» mité relative, naturelle ou acquise que souf-
» frent, relativement aux autres organes, ceux
» qui doivent être le siége de la maladie gout-
» teuse. La cause prochaine, ajoute-t-il, de la
» disposition de la constitution à produire l'état
» goutteux, nous est absolument inconnue ».
Appliquant à la théorie qu'il vient d'émettre, les théorêmes de sa *nouvelle mécanique des mouvemens de l'homme et des animaux*, il attribue « la
» permanence des aberrations de ton, constituant
» essentiellement l'état goutteux des solides, à
» un effort puisssant et durable d'une force
» de situation qui anime les parties du tissu
» des fibres des muscles vivans, et il en déduit
» ce dogme : que l'*état goutteux spécifique* des
» solides, consiste dans un effort puissant et
» durable de la *situation fixe* qu'ont entre elles
» les parties du tissu des organes affectés par
» la maladie goutteuse ; effort qui détermine
» un degré constant du mouvement tonique de
» leurs fibres, autre que dans l'état naturel (*) ».
Sans doute nous pensons, avec le docteur *Reneaume*, que l'étude des mathématiques et par conséquent la science de la mécanique

---

(*) Certes, si c'était seulement sur ces bases incer-

sont utiles au médecin, et nous sommes surtout convaincus que l'honnête *Barthez* se rendait parfaitement compte des idées qu'il attachait à ces expressions ; avouons pourtant qu'elles ne sont pas d'une facile intelligence, d'une clarté bien lucide pour le commun des lecteurs, et confessons, en toute humilité, que personnellement nous y avons vainement cherché quelques lumières; heureusement, après ces oracles ténébreux, on lit ces paroles moins ambiguës : « La goutte est due à l'affinité de la substance » terreuse dominant dans les humeurs excré» mentitielles avec les sucs nourriciers des os » et des parties qui leur sont attenantes ».

Comment, avec ces données si voisines de la vérité, l'aigle de l'école de Montpellier ne s'est-il pas, d'un vol rapide, élevé à son entière découverte, lui surtout qu'un hasard fa-

---

taines que l'immortel *Barthez* eût fondé ses vues de curation, nous serions encore, dans le choix du traitement de cette maladie, environnés d'une obscurité qu'a dissipée en partie tout ce que lui a fourni de lumineux l'historique des moyens de curation appropriés en ce cas.

C'est ainsi qu'Hippocrate a déduit de la pratique des siècles antérieurs, attestée par les *exvoto* d'Epidaure, ses sublimes théories. En admettant donc les faits recueillis par *Barthez*, nous sommes forcés de rejeter son inintelligible système.

vorable avait si heureusement placé auprès d'un Prince qui, tourmenté de la goutte, n'eût certes rien épargné pour être guéri. Un hasard plus favorable encore, avait réuni à ces deux êtres, le savant chimiste Bertholet, qui tenta, à ce sujet, plusieurs expériences dont l'art attendait de plus heureux résultats, et auxquels nous avouons, avec reconnaissance, que nous devons les premières idées de notre système antiarthritique. Nous les exposerons plus bas.

Plusieurs savans avaient déjà préludé à ces utiles travaux, et on lit dans l'Histoire de l'Académie des Sciences, année 1747, observ. 3e., qu'un homme fut délivré des accès de goutte qui le tourmentaient, en rendant, pendant neuf mois, des urines laiteuses qui déposèrent une substance crayeuse, dont la pesanteur fut estimée à soixante livres; et M. Hérissant (Mémoires de la même Acad., ann. 1758, p. 429), avait émis l'opinion formelle que le sédiment terreux des urines des goutteux, prouvait que la matière arthritique était le produit de la dissolution des extrémités des os.

Bien avant lui, *Alex. Benedictus* de Vérone, avait raconté que les étrangers ne peuvent, pendant quelques années, boire des vins de Candie, dans la préparation desquels on emploie la chaux, sans être pris de goutte aux articulations, au point d'avoir les pieds et les mains tors et couverts de nodosités; on avait remarqué des goutteux rendant des sueurs et des crachats déposant par évaporation un résidu blanchâtre; *Albertini* avait rapporté qu'un homme qui avait tous les ans une attaque de goutte, l'ayant une fois repoussée par des onctions faites sur les pieds avec le pétrole, était tombé dans un état désespéré, jusqu'à ce qu'il eût rendu par les selles une matière plâtreuse; *Gaubius* et *Reimar* avaient trouvé une matière blanche, épaisse, de nature gypseuse, en divers endroits du poumon d'un goutteux mort asthmatique; *Adami* avait publié une dissertation sur une excrétion de nature calcaire, par les voies urinaires, qui se fit à la suite d'une goutte invétérée; enfin *Plater* et *Roëderer* avaient dès long-temps cité des goutteux chez lesquels on avait trouvé des os comme rongés et vermoulus, et chez qui cette érosion avait été accompagnée de sédiment terreux dans les urines.

Si l'on pouvait douter de l'analogie de la substance des os avec ce sédiment, et les concrétions tophacées qui se forment dans les lieux voisins des os et surtout dans les articulations, les expériences de M. Hérissant établiraient incontestablement l'affinité de la substance des os avec des tufs goutteux, qu'il a dissous entièrement en leur appliquant de l'acide nitreux affaibli ; et les belles analyses de Bertholet, de Fourcroy, Vauquelin et Darcet que nous aurons occasion d'exposer plus bas, finiraient par ne laisser aucun doute sur cette identité dès long-temps soupçonnée, puisque *Hundertmarck* dans sa dissertation *de Urinâ cretaceâ*, insérée au sixième volume de la collection d'opuscules de Médecine-pratique de Baldinger, a constaté l'histoire d'un malade qui, depuis son enfance, avait constamment rendu jusqu'à l'âge de quarante-cinq ans, des urines blanchâtres et muqueuses, avec un sédiment crayeux, et qui devint goutteux lorsque cette évacuation se supprima d'elle-même. *Vieussens*, cité pas *Sauvages*, avait rapporté un fait analogue, et nous avons consigné nous-même, dans notre *Gazette de Santé*, plusieurs observations semblables.

Qui croirait que, malgré ces autorités multipliées et ces faits incontestés, consignés dans les journaux, livrés à la discussion publique des savans, reconnus par les académies, et de nature, ce semble, à ouvrir les yeux des plus incrédules, on ait vu des médecins modernes, se refusant à leur évidence, proclamer de nouvelles théories démenties par la pratique? Parmi eux sont *Desault*, *Tavarez*, son commentateur *Alphonse Leroy*, et le docteur *Giannini*.

Nous n'avons point fait les honneurs de l'admission dans cette cathégorie savante, à quelques modernes prôneurs de recettes antigoutteuses, les unes rendues publiques, les autres encore couvertes du voile du mystère. L'un, avec de très-philantropiques intentions, sans doute, n'a retiré de l'emphatique annonce de son spécifique *diluvien*, qu'une famosité ridicule qui semble s'attacher depuis long-temps à ses puériles inventions; l'autre voit expirer aujourd'hui la triste célébrité de son *topique*, apprécié maintenant à sa juste valeur par le nombre de ses victimes, quoique, pour réveiller l'attention publique, il ait osé, sans titre et sans mission, annoncer contre toutes les maladies cutanées un spécifique qui *n'existe*, dit-il, *dans aucune Pharmacopée*, et publier contre la Faculté de Médecine une diatribe où l'impudence du sarcasme le dispute à l'effronterie du charlatanisme; un troisième, quoique revêtu d'un titre compétent, et malgré qu'il ait livré au gouvernement, qui l'a payée, la recette de son élexir et de son topique, ne peut nous inspirer plus de confiance, ni être rangé parmi les monographes arthritologues, puisqu'il n'appuie point d'une méthode rationnelle, sa pratique aveugle, et constamment la même. Loin d'avoir adopté un système raisonné de curation, basé sur l'étiologie bien reconnue de la goutte, il paraît ne s'être occupé que d'une spéculation mercantile, et avoir voulu fonder plutôt sa cuisine qu'une réputation médicale sur les fourneaux de son laboratoire. Nous le connaissons personnellement; et en rendant justice à ses qualités, nous sommes fâché d'être réduits à ne pouvoir faire des vœux pour son succès, sans être forcé d'en faire contre l'art et l'humanité, et vanter son remède qu'aux dépens de ses malades. Le quatrième, également paré des livrées de l'art de guérir, et même porteur d'un nom assez fameux dans ses annales, semble, en faisant un secret de sa théorie et de sa pratique, avoir préféré d'être classé parmi ces empyriques dont l'arcane est au moins suspect, par cela seul qu'il est employé pour toutes les gouttes, à l'honneur d'être cité parmi les médecins instruits et désintéressés. Nous devons à la vérité de dire que nous avons nous-même courageusement affronté, sans la moindre invasion goutteuse, l'aventure, périlleuse dit-il, de l'usage de l'abus même des truffes, qu'il nous a semblé accuser un peu légèrement de produire la goutte; et que son prétendu convalescent, que nous avons visité, est bien loin encore de marcher non-seulement sans béquilles, mais même soutenu par elles. Nous adresserons, au reste, à ces quatre thaumaturges, la réflexion suivante : c'est qu'un remède est toujours suspect, et souvent dangereux, s'il est administré seul à tous les cas de la maladie qu'on se propose de combattre. Revenons aux auteurs orthodoxes.

Nous avons compris parmi les modernes, le docteur *Desault*, quoique antérieur à Barthez, parce que son système nous a paru bien plus raisonné et mériter une réfutation particulière et plus étendue. Nous terminerons par le tableau des expériences du docteur *Bertholet*, et de celles plus concluantes encore de M. Darcet, qui a su ajouter au lustre d'un nom déjà célèbre dans la chimie. Enfin, nous exposerons notre propre théorie, qui en est comme le résultat, quoique son invention date de près de vingt ans, et que les expériences chimiques de M. Darcet comptent à peine quatre années de publicité.

Desault établit la cause de la goutte dans la suspension des fonctions de la peau qui, endurcie par l'âge ou obstruée par des humeurs particulières, cesse de fournir l'issue accoutumée à la transpiration insensible qu'il nomme *perspiration*. « De là, dit-il, la matière versée par les tuyaux excrétoires est retenue. Elle circule avec le sang; elle se mêle à la lymphe;

elle se dépose dans les articulations; elle pince par son âcreté les tendons qui y aboutissent, et cause cette vive douleur que nous nommons la goutte ». (Chap. 2, *de la Cause de la goutte.*)

Cette nosographie a quelque chose de spécieux, surtout en considérant sur cette matière les beaux et constans travaux de *Sanctorius, Dodart, Lavoisier* et *Séguin*, et l'influence qu'exercent sur notre transpiration insensible, l'air que nous respirons, les vêtemens que nous portons, les alimens dont nous nous nourrissons; mais le docteur de Bordeaux nous paraît avoir ici confondu un des symptômes de la goutte avec sa cause vraiment originelle. Nous prouverons qu'il est deux espèces de goutte; l'une *acide* et due à l'excédance de l'acide phosphorique; l'autre *alcaline*, produite par la prédominance du carbonate calcaire. Dans cette supposition qu'on nous accordera, en attendant sa démonstration, la lymphe, imprégnée de la substance qui se trouve surabondante, tend, par le mouvement continuel d'expulsion excentrique des humeurs, à porter à la peau ces principes devenus hétérogènes par leur surabondance. Si le grand âge n'a point oblitéré, si une maladie, une intempérie, un froid subit ou toute autre cause n'ont point obstrué ou désorganisé les conduits sécrétoires auxquels les pores s'abouchent, la transpiration insensible débarrassera facilement le système de ce germe morbifique, et s'il n'y a point encore eu d'accès, si la force cutanée se soutient, le sujet ignorera toute sa vie les douleurs de la goutte dont pourtant il avait le germe. Seulement de temps à autre son urine plus chargée, plus colorée, plus odorante que de coutume, déposera un sédiment alkalin ou acide qui pourrait lui donner une utile lumière sur sa prédisposition goutteuse, s'il savait consulter cet *arthritomètre*, en même-temps qu'il l'éclairerait sur le régime approprié pour corriger cette disposition.

Mais si la peau devient aride par l'effet des années, si sa texture cellulaire se désorganise, si les pores s'oblitèrent, si les vaisseaux lymphatiques ne portent plus à ce facile émonctoire les principes arthritiques déposés dans le système général, l'accès de goutte frappe au moment le plus inattendu, à moins que, suivant l'aphorisme *d'Hippocrate : Podagram dyssenteria solvit*, et la sentence de *Baglivi : Acute ad alvum via regia est*, l'humeur mobilisée et transportée sur les intestins, ne se fasse jour promptement, et ne s'évacue par unes alutaire diarrhée, moyen de guérison, pour le dire en passant, le plus sûr après l'appel à la peau et surtout aux extrémités.

Les pieds sont en général le réceptacle le plus ordinaire de la goutte, et notre théorie rendra un compte satisfaisant de ce fait. Duverney (Osteol.) a fait la remarque que la lymphe bien plus abondante vers les pieds qui soutiennent le poids du corps et exécutent les plus pénibles mouvemens, y circule aussi dans des canaux plus dilatés et plus multipliés. Atténuée par le froissement des os et le jeu des articulations, elle devient plus facilement transpirable; mais comme l'observe judicieusement le docteur *Desault*, « chaque dépôt sur les » articles, laisse à la fin quelque lie, quelque » marc qui forme une espèce de concrétion qui » augmente couche sur couche, à chaque at- » taque. Il se forme des matières tophacées qui » bouchent l'orifice de ces tuyaux; alors la » matière de la goutte se porte sur les autres » articulations où elle trouve moins de résis- » tance, et y produit par succession d'attaque, » des nodosités, comme elle a fait aux pieds. » Enfin, ne trouvant plus d'issue dans les » articulations soit supérieures, soit inférieures, » elle se dépose sur les viscères, et cause ce » qu'on appelle vulgairement la *goutte re-* » *montée* ». (id., p. 30.)

Cette explication est ingénieuse, sans doute, et plus satisfaisante que celle donnée par *Fernel*, qui place la cause de la goutte dans les fluxions de la tête ; comme *Sydenham* dans le désordre des fonctions de l'estomac ; *Van-Helmont* dans la mauvaise élaboration du sperme ; *Willis* dans la présence de certains levains ; *Wan-Swieten* dans une acrimonie particulière des humeurs ; *Boerhaave* dans un ferment inné ou communiqué ; *Barthez* dans un état spécifique des humeurs, ou dans une affinité de substance terreuse.

On avouera cependant que notre système rend bien mieux compte encore, non-seulement des symptômes ordinaires de la goutte, mais même de ses anomalies. Par exemple, le docteur *Desault*, qui aurait pu expliquer d'une façon bien plus probable l'afflux ordinaire de la goutte aux pieds, préférablement aux autres parties, par le nivellement résultant des lois de l'équilibre hydraulique, semble décider que les concrétions tophacées ne sont que le résultat du marc que chaque accès dépose sur les articulations, et qui, finissant par boucher l'orifice des tuyaux, force la goutte à se porter sur d'autres articles, puis enfin sur les viscères organiques ; or, il est d'expérience constatée, qu'il est des gouttes très-anciennes qui n'ont jamais formé de dépôts calcaires ; tandis que d'autres, très-récentes, ont déposé des tophus crétacés, de véritable carbonate calcaire à l'analyse, dès les premières attaques. Cette différence ne peut s'expliquer que par la différente nature de la goutte, qui fournit de la chaux, s'il y a excédance de phosphate calcaire, si elle est alcaline; qui n'en fournit point, si elle surabonde en acide phosphorique, en un mot, si elle est acide.

Au reste, le défaut de perspiration assigné par Desault comme unique cause de la goutte, ne peut être allégué comme tel, si l'on réfléchit que la goutte attaque souvent des personnes qui n'ont point éprouvé de suppression perspiratoire; que très-souvent elle n'attaque point des personnes qui l'ont éprouvée, et que les sudorifiques, loin de guérir certaines gouttes, aggravent au contraire leurs symptômes; ce qui n'aurait pas lieu si elles devaient toutes leur origine à des transpirations interceptées, puisqu'en les faisant reparaître, l'effet cesserait avec la cause. Malgré sa théorie, Desault a une expression qui annonce textuellement qu'il était sur la voie, lorqu'il dit, page 233 : *Il faut que le goutteux se mette à l'exercice pour éviter que l'humeur ne se candisse dans l'article et ne le rende perclus de bonne heure.* Ne reconnaît-on pas ici le phosphate calcaire, qui, dissous dans la synovie, peut souder les os par contiguïté, et causer l'ankilose ou la perclusion des membres ?

Tavarez, et sur ses pas *Alphonse Leroy*, ce médecin à l'imagination si ardente, qu'il ne pouvait s'empêcher de porter quelque étincelle sur un sujet, lors même qu'il ne l'éclairait pas, et que, malgré lui-même, il était tenté d'expliquer les phénomènes de la physiologie la plus occulte, balbutie en abordant la haute question de l'étiologie de la goutte, et ne rend plus qu'un oracle ambigu et obscur. « Tantôt, » dit-il, la goutte est une vapeur, tantôt une » pituite âcre qui se porte sur les articula- » tions, comme le fluide électrique sur les » nerfs, due à un excès de matière calcaire dis- » soute dans la sérosité ». *Manuel des Goutteux*. Plus loin (page 26, *idem.*) il dit encore : « La goutte paraît principalement due à un » désordre dans la sécrétion de la terre cal- » caire de l'économie, et principalement à » son excès. L'acide s'échappe ; la terre qui » était unie à l'acide, se précipite ».

Il ajoute : « Ce qui paraîtra bien étonnant » sans doute, c'est qu'on croit l'observer da- » vantage chez ceux qui mangent du pain dont « le bled est né dans des terres marnées ou » fumées avec de la chaux ». Plus loin il distingue la goutte, en goutte chaude, inflammatoire, saline, érysipélateuse, et en goutte froide, pituitueuse, muqueuse, pâteuse, glaireuse et inerte.

Qui ne voit que ce médecin est sur les confins de notre découverte? Eh! comment ne pas s'étonner que, planant avec les ailes du génie, cet avide scrutateur des fonctions humaines se soit arrêté dans son vol, et n'ait pas dépassé les bords du cercle en deçà duquel il s'arrête? Un pas de plus, et M. *Alphonse Leroy* s'emparait de notre théorie, que nous eussions eu tant de plaisir à soumettre à son esprit vaste et brillant, si, pendant que nous méditions dans une terre étrangère sur ces hautes questions, un fer assassin n'eût pas percé ce cœur généreux qui ne palpita que pour l'amour des arts et de l'humanité (*).

On entrevoit, par les passages que nous venons

(*) Une particularité bien remarquable, est le pressentiment qui sembla annoncer cette affreuse aventure. Un mois précis avant, le docteur Alphonse dînant chez ses amis, M. et Madame Bourjoly, leur dit : « J'ai fait cette nuit un songe pénible, et de l'impression » duquel je ne puis encore me défaire. J'ai rêvé qu'on me » donnait un coup de couteau dans le cœur, et je sens » encore là ce coup ». Un fait aussi étonnant, peut-être, est qu'on n'ait pu ni saisir, ni punir les coupables, quand tant de présomptions s'élevaient contre eux.

de citer, que ce docte professeur de Paris a été conduit à son opinion sur le danger de l'usage des substances calcaires pour les goutteux, par l'observation de *Musgrave* et par celles d'*Alex. Benedictus*, que nous avons rapportées plus haut; mais loin d'en tirer la rigoureuse conséquence que nous en avons déduite : que *certains goutteux sont surabondans en phosphate calcaire dont l'excédance forme des nodus ou s'évacue par les urines, tandis que d'autres goutteux au contraire sont sursaturés d'acide*; il en a seulement conclu « que, dans les maladies arti- » culaires des enfans, il ne faut pas faire un » aussi grand usage des terres calcaires que » l'ont conseillé quelques auteurs; » confondant ainsi un vice de régime introduit dans le système médical, avec un vice de constitution congénital, avec une idiosyncrasie nosologique *sui generis*, et ne faisant pas surtout l'importante distinction entre cet état de saburrhe calcaire, si nous osons ainsi nous exprimer, qu'offrent rarement quelques enfans, et celui bien plus fréquent d'une pléthore acide qu'ils présentent presque généralement. Loin donc que ce fût aux enfans qu'il dût appliquer l'exemple précité, ce devait être aux goutteux alcalins, et il eût été nécessairement conduit de cette réflexion à la découverte de la goutte opposée, la goutte acide. Nous n'ajouterons qu'un mot; c'est que le docteur *Alphonse Leroy* est si peu content lui-même de son étiologie, que tantôt il compare la goutte à une *moffette ignée qui va irriter différentes parties de l'économie*; tantôt il dit que *son effet capital est de mettre en aberration une matière terréo-saline qui se jette sur les articulations, y produit des amas de matière d'abord muqueuse, puis plâtreuse. Cette matière s'échappe ordinairement par les urines. Si elle est retenue dans la vessie, elle y produit quelquefois la pierre; d'autres fois elle s'arrête sous la peau et produit des concrétions tophacées.... On a vu des goutteux recueillir, les uns la matière de leur sueur ou de leur insensible transpiration sur la peau, d'autres la mucosité de leur langue, et cette matière par dessication s'est lapidifiée.... Cette même matière s'arrête le plus souvent dans les articulations, et sort au-dehors avec des douleurs cruelles*..... Ingénieux Alphonse, nous admirons tes efforts pour sortir d'embarras; mais tu aurais bien mieux réussi si, laissant là la description d'effets qui nous sont connus, tu nous avais révélé ses causes jusqu'alors ignorées.

Giannini donne pour cause éloignée de la goutte, *le froid*, qu'il croit également l'être des fièvres intermittentes, du tétanos et du rhumatisme. La goutte est, dit-il, la maladie des individus chez lesquels le froid a porté une action assez longue, assez forte sur les articulations des membres, pour y produire un degré sensible et habituel d'atonie. Elle se cantonne plus souvent aux coudes, aux épaules, aux genoux, aux pieds, parce que ces parties, par la tension de la peau qui couvre leurs articulations, souvent prolongée très-long-temps pendant leur flexion, sont sujettes à recevoir une moindre dose de calorique que les autres; les vaisseaux de la peau restant comprimés par cette tension, et par suite la marche du sang étant interceptée. Si on ajoute à cela, ajoute-t-il, la structure particulière de ces articulations, qui ne sont revêtues que de froides membranes et de la peau, dépourvues de muscles et privées de graisse, on sentira tout naturellement qu'elles sont condamnées à ressentir de préférence les effets du froid.

Cette théorie a quelque chose de probable; mais elle a ce défaut qu'elle n'explique point tous les phénomènes que présente la goutte. Il est faux de dire, d'ailleurs, que les pieds, qui sont le siége le plus ordinaire de cette affection, ne soient pas habituellement très-chaudement couverts; tandis que la nuque, par exemple, où il est très-rare que la goutte s'établisse, n'est que très-légèrement remparée contre l'air et le froid, auxquels elle offre continuellement un libre accès par la disposition de nos vêtemens. Il nie d'ailleurs l'existence d'une *matière goutteuse*, qu'il remplace par un *principe nerveux*, et il indique pour unique remède les immersions froides et le kinkina. Nous ne nions point le mérite de ces immersions courtes et répétées ; mais nous doutons qu'elles suffisent dans les gouttes invétérées et offrant les caractères d'une surabondance calcaire, tels que les concrétions, les nodosités, les exostoses ; et même, en admettant leur efficacité, nous pensons qu'elle peut se concilier avec notre système : et voici notre explication que nous soumettons au propre tribunal du docte professeur de Milan, prêt à passer nous-même condamnation sur la valeur des pièces que nous produisons dans cet important procès, s'il en peut offrir de meilleures. Quel est l'effet des immersions froides? C'est d'imprimer du ton à la peau, de concentrer le calorique, et d'opérer ainsi une réaction qui rétablisse l'équilibre des humeurs. Mais ce moyen est insuffisant pour dissoudre des nodosités, pour fluidifier le phosphate calcaire; et c'est plutôt par un long bain chaud, qu'on parviendrait à étendre dans un fluide aqueux l'acide phosphorique qui, concentré, cause les douleurs goutteuses, ou à imprégner de fluide, à dissoudre le phosphate calcaire qui, saturé d'eau et rendu soluble dans les humeurs au torrent desquelles il serait livré, s'assimilerait à l'organisme, ou serait évacué par les intestins, ou exhalé par la transpiration insensible, ou rejeté par les urines; car la crise la plus ordinairement subséquente à celle de la goutte, est ou une diarrhée copieuse, ou une sueur excessive, ou une abondance extrême d'urines offrant un dépôt calcaire. L'immersion froide offre en outre le danger de causer une inflammation, par l'effet de la réaction artérielle consécutive, ou une dépression funeste du principe vital.

Les reproches que nous adressons au docteur *Giannini*, conviennent également à MM. *Tavarez* et *Alphonse Leroy*, qui prônent le kinkina comme spécifique antigoutteux. En effet, quelle est la substance prédominante dans la goutte avec nodosités? N'est-ce pas le phosphate calcaire? Or, tout remède non fluide, non propre à absorber, à dissoudre cette substance surabondante, ne peut *guérir* la goutte dont l'accès nerveux peut être momentanément calmé par l'effet tonique du kinkina, mais dont la cause essentielle n'est point virtuellement attaquée par une substance qui n'a, avec celle à évacuer, ni affinité élective, ni vertu d'absorption mécanique, ni enfin propriété d'expulsion. Le kinkina, et en général les amers, ne conviennent que dans l'ébranlement nerveux, précurseur des accès goutteux, ou dans l'excessif relâchement qui le suit; mais pendant l'accès, et surtout si la goutte est alcaline, le kinkina ne peut qu'ajouter à l'orgasme, à la sécheresse, à l'obstruction des couloirs; et c'est ce qui explique quelques succès que ces médecins ont obtenu avec certaines gouttes, et leurs non-réussites avec d'autres.

Au reste, notre théorie ne proscrit point le mode curatif employé par le docteur Giannini, appuyé sur des faits, et qui n'a rien de plus étrange que l'emploi miraculeux de la glace dans les pertes et dans les syncopes. Nous remarquerons seulement ici que, de son aveu, sa méthode curative ne s'adapte point aux gouttes avec concrétions tophacées (*voy*. p. 92 et 100 *de la Goutte*, par le docteur Giannini, traduit par le docteur Jouenne); cas précis où notre médication convient précisément le mieux, en replaçant le malade dans le cadre d'une goutte simple dans laquelle l'immersion et le kinkina assureront, confirmeront notre cure radicale. Nous ferons remarquer encore que le docteur Milanais avouant en outre que les immersions froides n'enlèvent, selon lui, que la forme et non l'essence de la maladie, notre médication nous paraît préférable, en ce qu'elle attaque l'essence même du mal que non-seulement elle détruit, mais dont elle empêche la renaissance. Au reste, parti d'un autre principe que Cullen, le docteur Giannini est arrivé à la même conséquence, et ils ne diffèrent que dans leur opinion sur la nature de la goutte.

Bien avant cette époque, MM. de Fourcroy et Vauquelin avaient publié une observation aussi singulière que concluante, et qui eût dû décider le problème, si la prévention n'avait pas aveuglé. Ayant injecté plusieurs fois, comme dissolvant, dans des vessies, un acide affaibli, ils éprouvèrent quelquefois un succès subit et merveilleux; d'autres fois, ils empirèrent rapidement et excessivement l'état du calculeux; or, on sait que la goutte et la pierre sont sœurs. (Voyez *Observations sur la nature et la cure de la Goutte, et sur les Nodus des jointures*, par Parkinson, 1805). Eh bien! ces tentatives furent encore perdues pour l'art, et l'on n'en déduisit pas la conséquence qu'il y avait des calculs phosphorifiques et des calculs calcaires, comme il existe des gouttes acides et des gouttes alcalines. Cette remarque, déjà faite par Bordeu, avait au contraire tourné contre la science et nui à ses progrès. On a recommandé dans le traitement du calcul, les uns une diète végétale, les acides, les bains; les autres les boissons mucilagineuses, le régime animal, l'eau de chaux. Whytt prescrit le savon; tel médecin ordonne les eaux de Contrexeville ou de Seltz; tel autre, celles de Barège ou de Plombières. Et les uns et les autres ont raison dans notre système, puisque les eaux acidules rendent soluble le carbonate de chaux, et que les eaux calcaires, s'unissant à l'acide phosphorique partout où elles le trouvent en excédance, le charrient par les urines qui en contractent les qualités. L'alcali caustique était annoncé par le docteur anglais *Blackrie*, comme fondant les pierres; mais il possédait aussi une liqueur acide qui les dissolvait de même. Il s'en est assuré, dit son traducteur, en dissolvant un fragment de pierre de la vessie dans quatre cuillerées de bon vinaigre, et un autre dans de la lessive. Or, s'écrie à ce sujet *Bordeu* dans ses *Recherches sur les Maladies chroniques*, p. 575, tom. I: « L'un prétend fondre les pierres dans » la vessie avec une lessive alcaline; l'autre » avec la limonade. A qui s'en rapporter? » Dans quelle classe ranger l'acrimonie qui » accompagne la formation de la pierre? Et il » en conclut que l'application de la chimie

» aux phénomènes du corps vivant est inutile » en Médecine ». Il eût conclu précisément le contraire, s'il eût admis notre distinction qui établit, en effet, le besoin de deux médicamens opposés pour la guérison d'une maladie qui a deux caractères si différens, si contraires l'un à l'autre. Cette différence, au reste, est plus fréquente qu'on ne pense dans les maladies qui offrent l'apparence la plus ressemblante. L'apoplexie n'est-elle pas ou sanguine ou séreuse, et n'exige-t-elle pas un traitement tout différent dans ces deux cas ? Nous pensons que notre opinion résout, d'une manière satisfaisante, le problème dans lequel *Bordeu* n'a aperçu qu'une contradiction inexplicable.

Voici, d'ailleurs, le texte précis des expériences de MM. Vauquelin et de Fourcroy. Or, rien de plus concluant en faveur de notre opinion. Ils ont expérimenté :

1°. Qu'une lessive alcaline de potasse ou de soude assez faible pour pouvoir être impunément avalée, ramollit et dissout de petits calculs d'acide urique et d'urate d'ammoniaque, en les y tenant plongés pendant quelques jours;

2°. Qu'une simple limonade nitrique ou muriatique, dissout encore plus vite les calculs phosphato-calcaires et ammoniaco-magnésiens.

3°. Qu'enfin, les calculs d'oxalate de chaux,

qui, de tous sont les plus difficiles à dissoudre, se ramollissent et se fondent presque entièrement dans l'acide nitrique étendu de beaucoup d'eau, pourvu que leur immersion soit prolongée.

« Si l'on injecte, dit Richerand, un mens-
» true acidule, dans le cas où le calcul exige-
» rait une lessive alcaline, bien loin de le dis-
» soudre, on favorise son accroissement, et le
» contraire arriverait, dans les cas où l'on in-
» jecterait une dissolution de potasse pour
» un calcul qui n'est dissoluble que par les
» acides. D'ailleurs, ajoute-t-il, ce ne sera
» jamais sans danger d'inflammation qu'on in-
» jectera un réactif dans la vessie; quel que doux
» qu'on le suppose, n'est-il pas plus propre à
» détruire la poche que le calcul? »

Nous regrettons de ne pas partager l'opinion du savant chirurgien dont nous rapportons les termes, et nous pensons fermement qu'on peut très-innocemment introduire dans la vessie un réactif mitigé; car l'acide qui dissout le phosphate calcaire d'un calcul, n'est point propre à dissoudre une membrane musculaire, défendue par le mucilage qui la tapisse et la force vitale qui la protège.

Quant à la nature du réactif à employer, elle se déciderait par l'épreuve que nous proposons, qui offre un guide sûr, une boussole infaillible pour le choix de ce réactif, d'après la nature reconnue de l'acide ou de l'alcali dominant dans l'urine.

Il y avait long-temps, au reste, que Rouelle le cadet avait observé qu'il rougissait l'urine par le sirop de violette; et on lit dans l'ancien Dictionnaire de chimie de Macquer la même remarque pour l'urine des personnes qui digèrent mal. Combattant cette idée, dès 1780 (Mém. de l'Acad., page 11), M. Bertholet dit formellement que l'urine des gens les mieux portans a cette propriété, et qu'elle la conserve jusqu'à ce que la putréfaction ait lieu. Dans un esprit de prévision que nous voudrions avoir justifié, il ajoute : « L'urine est un nouvel élé-
» ment qu'il faudra, après un nombre suffisant
» d'observations, faire entrer dans les expli-
» cations physiologiques et pathologiques. J'ai
» éprouvé, dit-il encore, que les urines des
» différentes personnes présentaient une grande
» différence à cet égard, indépendamment de
» la couleur et des autres caractères sensibles :
» par exemple, l'urine d'une personne attaquée
» de la goutte, que j'ai examinée pendant quel-
» que temps, ne donnait constamment qu'en-
» viron un tiers du précipité que j'obtenais
» d'une pareille quantité de la mienne; et celle
» d'une autre personne bien constituée et à peu

» près du même âge que moi, en donnait cons-
» tamment encore davantage. J'examinais tou-
» jours l'urine du matin : *dans deux accès de*
» *goutte, l'urine de la première personne*
» *donnait beaucoup plus de précipité....* »

Qui ne reconnaît ici clairement le *detritus* phosphatique causé, dans un accès de goutte, par la surabondance d'acide phosphorique, et qui, charrié dans les urines, est allé les empreindre de sa qualité acide ?

Mais une expérience plus décisive encore a eu lieu depuis ces travaux et pendant notre séjour en Russie, où nous continuions de résoudre ces problèmes, en les appuyant d'épreuves tentées avec des collègues zélateurs de l'art de guérir. A notre retour dans la capitale de la France nous en apprenons, avec une indicible satisfaction, tous les détails, que nous ne pouvons nous refuser à reproduire ici. Elle donne la solution complète de la question dont l'examen nous occupait depuis de si longues années, et joint au mérite d'éclairer notre théorie, celui d'offrir de nouveaux moyens curatifs à la pratique.

M. Darcet, dont le nom semble être consacré aux découvertes chimiques, et qui, en se vouant à des travaux philanthropiques, paraît acquitter une dett eh éréditaire, conçut, en 1814, l'heureuse idée de soumettre des os à l'action de l'acide muriatique. Avec cet acide étendu, il enlève le phosphate de chaux, et obtient la partie animale à l'état solide et conservant encore la forme de l'os (*). Après quelques préparations, cette gélatine, portée à l'état de demi-transparence, a la propriété de se dissoudre dans l'eau bouillante, et de donner un aliment éminemment nourricier. C'est moins cet important objet qui nous occupe ici, que la dissolubilité par un acide de la matière calcaire, dans la texture de laquelle était interposée cette substance nutritive. Cette dissolubité est telle, que nous avons un tibia dont la moitié, trempée dans l'acide, n'est plus qu'un corps mucilagineux, solide, demi-transparent; tandis que l'autre moitié, qui n'a point été soumise à l'action de l'acide, est restée dans son état osseux complètement.

Cette expérience jette le plus grand jour sur la théorie que nous allons exposer, et prouve

---

(*) Cette belle expérience vient encore à l'appui de notre assertion (page 45), qu'on peut impunément introduire un menstrue mitigé dans la vessie et y foudre la pierre, puisque l'acide étendu, employé par M. Darcet, dissout le phosphate de chaux de l'os, et respecte la forme de sa gélatine.

jusqu'à l'évidence le mode d'action de la nature dans la dissolution des os des goutteux, et la formation des tophus articulaires et des sédimens calcaires de l'urine.

Cette force de dissolution est tellement énergique, que ce n'est que par elle qu'on peut rendre compte de plusieurs phénomènes de l'ostéologie, très-bien constatés, mais jusqu'ici restés sans explication; tel est le ramollissement des os observé chez la fameuse femme *Supiot*, phénomène plusieurs fois reproduit; et dont *Coste* a fréquemment vu des symptômes analogues dans la goutte. Tels sont encore ces exemples de fractures multipliées des os longs, chez des malades qui les ont éprouvées sans sortir de leur lit.

Or, rapprochons cette heureuse expérience chimique, des belles analyses tentées par Bertholet, poursuivant ses travaux sur les urines des goutteux. Consulté par S. A. Monseigneur le gros duc d'Orléans, sur sa goutte d'un accès de laquelle ce prince a fini par mourir, malgré les secours et les conseils du célèbre Barthez, il lui vint en pensée de s'assurer, par l'analyse, de la nature de l'urine de l'auguste malade, soupçonnant que quelque substance hétérogène y décélerait la présence de l'humeur lithique. L'expérience justifia son pressentiment. Il communiqua ses idées au docteur Barthez, en l'invitant à diriger en ce sens ses vues de curation. Malheureusement Barthez venait d'achever ses deux volumes in-8o. de paraphrases sur la goutte, et il lui eût fallu réformer son opinion et recommencer son travail. Aussi paresseux ou récalcitrant que l'abbé de Vertot (*), il ne put consentir à étudier la vérité, et la prévention d'auteur étouffa le génie du médecin; car on ne peut lui en contester un très-beau.

Qui aurait été cependant plus heureusement placé que le docteur Bertholet, pour parvenir à la découverte de l'étiologie de la goutte, et l'accréditer. Il jouissait déjà de la réputation la plus imposante; il possédait les plus hautes connaissances en chimie; il avait puisé dans l'étude de la Médecine toutes celles que donnent l'anatomie et la physiologie; le sort lui avait adjoint pour collaborateur, dans la personne du docteur Barthez, un des plus profonds médecins dont se soit honoré l'art de guérir. Le sujet de leurs travaux réunis, était un prince libéral, ami des sciences et des hommes,

---

(*) Il venait de terminer son manuscrit sur le siége de Malte, quand des mémoires authentiques sur cette opération militaire lui parvinrent. « J'en suis fâché, » dit-il, mon siége est fait. » Et il ne retoucha point son ouvrage. Il y a bien plus d'abbés de Vertot qu'on ne pense.

qui n'eût refusé aucune dépense, aucune veille, aucune épreuve pour assurer le succès d'expériences intéressant le genre humain et particulièrement sa propre personne. Comment ces sortes de personnages furent-ils si peu conduits à la conclusion toute naturelle de leurs analyses, que Bertholet se contenta d'en déduire l'étrange corollaire suivant : « L'acide phospho-» rique s'échappe de la terre des os ; il se porte » à sa place et se volatise par la transpiration, » quand dans les urines qu'il avait analysées, le drapeau de tournesol avait été teint en rouge, tandis qu'il aurait dû en conclure ou que cette goutte était acide, ou bien que la goutte alcaline n'avertit point de sa présence en colorant en vert, si la crise métastatique ne doit pas avoir lieu, ou si elle est déjà terminée. Le même Savant n'a-t-il pas acquis, par plusieurs expériences réitérées, la preuve que l'acide phosphorique (qui est toujours dans l'urine combiné en excès avec une terre calcaire) est naturellement en bien moins grande quantité dans l'urine des personnes sujettes à la goutte et au rhumatisme, que dans celle des personnes exemptes de ces maux ; mais qu'aux approches d'un accès de goutte et pendant sa durée, elle en contient autant que celle des hommes non goutteux, et beaucoup plus qu'elle n'en contient dans l'intervalle des accès. On reconnait évidemment qu'il s'agissait ici d'une goutte acide ; et l'on aura le mot de l'énigme jusqu'ici vainement cherché, en méditant l'assertion de M. *Trampel*, rapportée par Barthez (tom. I, p. 50) : « Que l'urine ne teint » point en rouge le papier bleu, dans le pé» riode où se prépare le travail de l'attaque » de la goutte, ni même durant cette attaque, » avant qu'il ne s'y fasse des évacuations criti» ques, et que l'urine ne dépose un sédiment ». Cette explication suffit pour lever toute ambiguité, et répandre sur cette matière toute neuve, le jour le plus lumineux. (Voyez le Journal de Médecine, juin 1786, page 476, et Trampel, Beobacthungen, tom. I., page 72.)

Bertholet, d'ailleurs, attribue la formation des dépôts ou tufs arthritiques à la combinaison, chez les goutteux, de l'acide phosphorique avec plus ou moins d'une terre calcaire ; et on voit, par sa théorie, qu'il n'a opéré que sur des gouttes acides, au lieu que s'il eût multiplié davantage ses analyses il eût eu des résultats précisément opposés, car il est vrai de dire qu'il se rencontre plus de gouttes alcalines que de gouttes acides.

Mis sur la voie, MM. de Fourcroy et Vauquelin ont aussi soumis les urines à leurs analyses, ont obtenu les mêmes résultats, et avec une exception assez singulière et importante pour la noter ici. L'analyse de l'urine du cheval faite par eux prouva rigoureusement qu'on n'y trouve ni acide phosphorique, ni phosphate, ni acide lithique. Que devient alors le phosphate calcaire qui, séparé des alimens où il abonde, n'est point employé à l'ossification. Il est déposé, répondent ces chimistes, dans les excrémens qui, élaborés dans les intestins, y forment ces calculs volumineux ou ces bézoards qu'on y trouve souvent. Il est employé à fournir la sueur, à former la corne, et surtout les poils qui donnent à l'analyse 0, 12 de phosphate calcaire. Ces émonctoires garantissent ces heureux herbivores des maladies des os, de la goutte surtout, produites chez l'homme par la surabondance de phosphate calcaire dont peut-être il faut accuser sa nourriture animale. (Voyez le Bulletin de la Soc. Philomatique, n°. 1, germinal, an V.)

On serait tenté de penser que la goutte est produite par l'abus d'alimens surabondans en mucilage, et par conséquent en phosphate calcaire, qui, destinés surtout à l'entretien de la charpente osseuse, se trouve excéder le besoin qu'en éprouve actuellement l'organisation générale. C'est sous ce point de vue apparemment, qu'un proverbe (et ils sont toujours fondés sur quelque fait avéré) a nommé la goutte *la ma-*

ladie des gens bien portans. Remarquons, d'ailleurs, que ce même mucilage est également très-productif d'un principe acide qui acquiert une qualité phosphorée par son union avec les principes phosphorescens dont le corps humain abonde. En un mot, la goutte pourrait se définir : *le résultat d'un défaut de balance entre la dépense et la recette alimentaire.* Aussi est-ce rarement chez les personnes pauvres, actives et sobres, qu'on rencontre la goutte.

Arrivons aux circonstances qui nous ont conduit à la découverte de notre théorie. Les premières expériences dont nous avons parlé, et surtout celles de M. Bertholet, nous avaient frappé. Nous les répétâmes avec *Proust* et un jeune chimiste, son ami, l'infortuné *Pilâtre du Rosier*, à qui la science dut quelques progrès, et en eût dû bien davantage, si une mort prématurée, et osons le dire, provoquée par une imprudence inexcusable chez un tel physicien, ne l'eût arrêté au milieu de sa course brillante. Nos résultats furent concluans, et notre pratique médicale s'en aida avec succès. Nous nous livrâmes de nouveau à ces recherches avec le docteur la Planche, avec le pharmacien son frère, et le docte Doublet, trop tôt enlevés à un art qu'ils honoraient par leur zèle, leur bonne foi et leur dévouement. Nous appliquâmes cette théorie à la pierre ; mêmes succès. Trop vîte privé de nos collaborateurs, nous voyageâmes dans le midi de la France et en Italie, où nous pûmes nous entretenir de ces hautes idées avec Mascagny, Fontana, Cutogno et Spallanzani, professeurs distingués dans cette terre classique des sciences et des arts. De retour en France, nous continuâmes nos épreuves dans les divers hôpitaux qui nous furent confiés, et notamment à Lille, à Liége, à Aix-la-Chapelle et à Chartres. Nous les étendîmes même aux autres maladies. Enfin, ramené sur un plus grand théâtre, nous les proposâmes à Paris à quelques savans qui ne les accueillirent pas avec la chaleur d'intérêt à laquelle nous pensions qu'elles avaient droit. Attristé, mais non rebuté, nous attendîmes que le temps les eût mûries en silence, et nous consignâmes un aperçu de notre système dans notre *Gazette de Santé*. L'attention alors se réveilla, et nous reçumes de plusieurs modestes, zélés et francs praticiens de province, des encouragemens et des observations de succès semblables, obtenus en suivant notre théorie et le mode de traitement qui en est la conséquence.

Nous conçûmes alors l'idée d'ouvrir une clinique où seraient admis gratuitement les indigens goutteux, en invitant les médecins de

Paris à suivre le cours de notre traitement anti-arthritique, et nous en avions déjà prévenus plusieurs, quand le démon des combats entraîna dans le nord des millions de Français. Familier avec la médecine du midi dont nous avions fait une étude particulière, nous désirâmes connaître les maladies hyperboréennes, et la pratique médicale des régions soumises à l'empire des aquilons, pour compléter une œuvre que nous avions dès-long-temps commencée sur la *Médecine cosmopolite*. Nous avons vu les doctes de Jéna, Gottingue, Berlin, Posen, Kœnisberg, Wilna, Dorpat, Pétersbourg; nous avons pénétré dans l'intérieur de la Russie; nous avons conféré avec les Formey, Haïm, Klaprot, Huffeland, Siniadeski, Liboschitz, Frank, Craycthon, Reymann, Orlay, Kamineski, et toujours plein de notre idée, nous l'avons soumise à ces penseurs. Nous devons à la vérité de reconnaître qu'elle a été plus goûtée chez l'étranger que dans notre patrie. Revenu dans nos foyers, après quatre ans d'esclavage, nous nous empressons d'en faire hommage au pays qui nous vit naître : heureux si des professeurs plus célèbres, si des savans plus considérés, si des médecins plus accrédités que nous, s'en emparent pour la faire tourner au profit de l'humanité.

Théorie de la Goutte.

Le corps humain est composé de deux élémens, le phosphate calcaire et l'acide phosphorique ; unis à des doses inégales, ils constituent les solides et les fluides qu'on admire dans notre organisation. Nous naissons avec la faculté d'assimiler à nos organes deux substances : le carbonate calcaire qui abonde dans tous nos alimens, et l'acide phosphorique préexistant dans notre constitution. C'est de la juste combinaison de ces deux substances, que résultent la solidité de la charpente humaine, l'exact équilibre de nos humeurs. Quand l'un des deux pèche en excès, il y a dans l'individu prédisposition à la maladie, ou même déjà maladie plus ou moins grave, selon l'excès déjà plus ou moins grand : mais outre qu'il peut y avoir excès de l'un, il peut y avoir aussi insuffisance de l'autre. Ainsi, ou l'alcali est surabondant, ou c'est l'acide qui est en excédance; ou bien l'alcali est suffisant et l'acide insuffisant, ou bien l'acide suffisant et l'alcali insuffisant.

Ce qui constitue trois états de tempéramens ou constitutions très-distinctes :

Constitution surabondante d'acide ;

Constitution surabondante d'alcali ;

Constitution sub-alcaline } avec { suffisance d'acide et insuffisance d'alcali;

ou

Constitution sub-acide } avec { suffisance d'alcali et insuffisance d'acide.

Nous appellerons *active*, la constitution surabondante d'acide;

Passive, la constitution surabondante d'alcali;

Irrégulière, la constitution avec suffisance de l'un et insuffisance de l'autre; insuffisance de deux espèces, qu'on déterminera par la préposition soustractive *sub*, sub-acide, sub-alcaline.

Ne changeant rien à notre nomenclature, et fidèle à notre unité de système, nous nommerons, par la même raison;

Maladie *active*, celle où l'action vitale est accrue, excitée, accélérée, exaltée par l'excès d'acide;

Maladie *passive*, celle où cette action est diminuée, comprimée, retardée, étouffée par l'excès d'alcali;

Maladie *irrégulière*, sub-alcaline ou sub-acide, celle où il y a irrégularité d'action vitale, par la suffisance d'acide et l'insuffisance d'alcali, ou par la suffisance d'alcali et l'insuffisance d'acide.

Par une suite naturelle de notre idiôme, nous appellerons médicamens *actifs*, ceux qui accroîtront, développeront l'action vitale, en acidifiant;

Médicamens *passifs*, ceux qui diminueront, enchaîneront l'action vitale, en alcalisant ;

Médicamens *régulateurs*, ceux qui la régulariseront, en rendant à la constitution l'acide ou l'alcali insuffisant, en neutralisant par des perturbations humorales.

Ces principes une fois avoués, et il faudrait être de bien mauvaise foi pour les méconnaître, car ils sont d'accord avec la physiologie, la physique, la chimie et l'observation, il ne s'agit plus que d'en faire l'application, non pas au lit du malade, mais à l'homme en santé ; et c'est ici le triomphe de l'hygiène sur la thérapeutique. Oui, c'est à l'homme bien-portant qu'il faut appliquer constamment ces règles, et nous promettons de longs jours, une vie exempte de graves maladies et une vieillesse non affligée par des infirmités, à celui qui mettra en pratique les principes d'hygiène que nous en déduirons. « *Quæ si tu priorum morborum signis fientibus secutus, et iisdem sæpe usus fueris, per omne vitæ tempus, morborum exsors esse poteris* ». Hipp. de Sanit. tuendâ, tom. I, p. 645.

Nous nous engageons à fournir plus tard un indicateur fidèle et sûr de l'état de pléthore acide ou alcaline ; enfin, un témoin pathognomonique irrécusable de l'idiosyncrasie de chaque sujet, selon le jargon de l'école ; et ce témoin sera d'autant moins suspect, que chacun le porte avec soi, peut le consulter à toute heure, et sera juge dans une cause où il est le plus intéressé.

Revenons à la composition du corps humain, et suivons les progrès de son développement. Nous croissons et nous parvenons à l'adolescence. La puberté une fois franchie, nous ne devons plus croître. Alors, la force d'assimilation, qui donnait à nos organes la faculté d'accroissement, cesse ; le travail de l'ossification est complet. Nous n'avons plus qu'à regagner autant que nous perdons par les déjections, et surtout par l'insensible transpiration. C'est ce qui constitue le phénomène réparateur de la nutrition. C'est aussi de la nature, de la quantité de nos alimens que dérive la nature de nos humeurs prédominantes, et toujours en harmonie avec la qualité des sucs digestifs surabondans. La théorie que nous venons d'exposer, et qui explique le moyen de développement de nos forces dans l'enfance, acquiert une nouvelle force d'argument, si l'on en fait l'application à l'époque où le besoin d'assimilation est moindre, parce que le corps est parvenu à toute sa croissance, ou parce que, devenu plus pesant par la vieillesse, il ne se livre plus à ces exercices dont l'activité entretenait, excitait une facile perspiration.

L'acide phosphorique est destiné à lier entre elles les parties du tissu osseux ou musculaire, soit dans l'état solide, soit dans l'état fluide ; car le sang n'est que de la chair coulante, de même qu'un muscle, un os, ne sont que de la lymphe et du sang solidifiés. La gélatine est le terme moyen de ces deux états de fluidité et de solidité ; et personne n'ignore que la fibre, suffisamment macérée dans l'eau, finit par lui abandonner son omazome ou essence de chair ; comme le caillot de sang étendu dans l'eau se termine par une fibrine incolore, rudiment du muscle. *Caro nihil aliud est quam sanguis concretus ; sanguis nil quam caro fluens*, a dit, il y a plus de cent ans, *Zachias*, et depuis lui *Bordeu*.

Le phosphate calcaire, au contraire, forme la base de l'édifice osseux, des organes vasculaires, des muscles, des ongles qui terminent les extrémités, des cheveux qui couvrent le sommet de la tête de l'homme ; et c'est de la juste proportion, de l'équilibre parfait entre ces deux principes constitutifs, que résulte l'harmonie de la santé : elle est rompue s'il y a excès ou défaut de l'un ou de l'autre. C'est à sa surabondance que sont dus les calculs de la vessie, les ossifications des valvules du cœur et des artères, les oblitérations des vaisseaux, les polypes, les verrues, les loupes, les scrophules et les engorgemens glandulaires, les cataractes, les ankiloses, les exostoses, etc.

Si c'est l'acide phosphorique qui surabonde, il quitte les os pour engorger les glandes, et il en résulte le désordre qu'on nomme *scrophule*, dont le meilleur remède est en effet dans l'usage des alcalins et le régime animal, ou bien il se porte sur les aponévroses qu'il corrode. De là les douleurs affreuses de la goutte acide dans les parties molles, surtout au commencement de l'attaque; de là leur cessation, aussitôt l'arrivée de la tuméfaction produite par la dissolution des couches externes des os, par l'acide phosphorique devenu libre, et qui, évacué par la fermentation insensible, va fournir à l'urine, à la sueur, du phosphate de chaux, et déposer quelquefois dans la vessie des calculs durs, polis, phosphorescens.

Si au contraire c'est le carbonate calcaire qui est en excédance, de là les exostoses, les courbures de l'épine dorsale, les torsions du fémur, du tibia, le spina bifida, dont les acides, et surtout les vins généreux, les martiaux et les antiscorbutiques sont le traitement spécifique. Dissous par l'acide phosphorique, il se divise dans la lymphe, il concrète la synovie. Les articulations deviennent roides, douloureuses ; des concrétions crétacées, des tophus, des nodosités surchargent les phalanges, ou même se font jour à travers les tumeurs du tissu cellulaire de la peau ; les urines offrent des dépôts de carbonate calcaire ; la vessie des pierres crayeuses, friables, rugueuses, se rompant sous la ténette.

Appliquons ces principes à la goutte.

Traitement de la Goutte.

Il résulte de la théorie que nous venons d'exposer, que le moyen de guérir la goutte n'est pas uniforme ; et ce système donne l'explication jusqu'ici vainement cherchée, pourquoi le même remède, administré dans des cas en apparence semblables, loin de réussir de même, a souvent aggravé les accidens.

La goutte est acide (*active*) quand il y a excédance d'acide phosphorique. Les anciens l'ont nommée goutte chaude, goutte humide ; elle se reconnaît aux douleurs atroces qu'elle excite dans toutes les parties molles voisines des articulations, dans les aponévroses, dans le périoste voisin de la tête des os, et surtout au phosphate de chaux, qui, entraîné par le système circulatoire des humeurs, va se déposer dans les urines, et peut y être facilement reconnu.

Dans cette espèce de goutte, on prescrira un

régime animal, les substances ammoniacales, les viandes rôties, le gibier un peu faisandé, le poisson de mer, les écrevisses, les huîtres, les œufs, les viandes salées, les gélatines, les jus de viande et les sucs éminemment nourriciers et mucilagineux ; tous les chocolats, mais surtout ceux analeptiques (1), les truffes, quoi qu'en

---

(*) Nous ne laisserons point passer cette occasion de rappeler à nos lecteurs que, parmi les fabriquans de chocolat dans la Capitale, nul n'a poussé plus loin l'esprit d'invention, et ne s'est plus occupé du choix sévère des matières, de l'amalgame propre à la fois à flatter le goût et à maintenir la santé, que M. de Beauve, rue Saint-Dominique, n°. 4, faubourg Saint-Germain. Portant dans ce travail, jusqu'à lui voué à des mains mécaniques, le génie de la pharmacie, M. de Beauve a élevé son laboratoire au rang de ceux de la chimie, et a appliqué son art au soulagement de diverses maladies, sans offrir le déboire des compositions galéniques, et en invoquant les conseils des médecins. C'est ainsi qu'il offre pour les chloroses un chocolat martial-phosphoré; pour les dispositions à l'infiltration, à l'hydropisie, un chocolat hydragogue; dans les diverses affections de la poitrine, un chocolat au lychen, au tapioka, au salep de Perse; dans les ardeurs de la gorge, un chocolat au lait d'amande, etc. C'est bien lui qui, selon l'expression heureuse du Tasse, emmielle les bords du vase qui récèle la médecine, et nous lui rendons avec d'autant plus de plaisir cette justice, qu'il prête plus d'armes à notre système favori des remèdes par le régime, ou *de la Médecine par les alimens.*

dise le docteur H. Chaussier ; les pâtes, les fécules, le riz, le sagou, le salep, et en général les alimens riches en gluten ; parmi les substances médicamenteuses, on préférera les absorbans, les terres calcaires, les amers, les gommes fétides, le kinkina, la gomme de gaïac, le cachou, le musc, la dissolution convenablement préparée de phosphore, les compositions martiales, l'infusion de chamedris alcalisée par un peu d'ammoniaque liquide, les savonneux, l'eau de chaux. On se trouvera bien de l'usage des crucifères et des liliacés : le cresson, le raifort, la moutarde, l'ail, les oignons, les poireaux, les artichaux, les asperges, les choux. Le pain de froment rassis, les aromates, les balsamiques; les vins dont l'esprit est enchaîné, tels que le Bordeaux, les vins du Rhin ou de l'Orléanais sont indiqués. Peu de café, très-peu de fruits, très-peu d'eau-de-vie, de rhum ou de kirchewaser. A l'extérieur, on emploiera les pédiluves alcalins, et même les bains de Barège, qui possèdent une vertu énergique de déplacement de l'humeur goutteuse, sans danger pour les parties qu'elle a à parcoutir pour se rendre. A l'extrémité vers laquelle on veut l'appeler, en ayant soin de fortifier les parties nobles, l'estomac surtout, par un breuvage tonique pendant l'action de la métastase. Les linimens de teinture de cantharides aux extrémités, les synapismes, les fumigations aromatiques ou résineuses, l'insolation, les frictions sèches, l'application de la laine et non de fourrures sur la peau, celle de taffetas gommé, les bottes fourrées, les ventouses, le moxa même, l'apposition de sangsues ou de vésicatoires volans, la saignée du pied, suivant l'urgence et la diversité des crises, sont également indiqués. Le kinkina, les préparations opiatiques, le phosphore, l'ammoniaque, offrent sans doute de très-énergiques adjuvans, mais qu'il ne faut employer qu'avec infiniment de discrétion et de réserve.

Tels sont les moyens généraux appropriés, et qui résultent de l'indication qui consiste à saturer l'acide surabondant dont l'action sur le tissu propre des os les dissout, ébranle leur solidité, et fournit, à leurs dépens, ces sédimens d'abord glaireux, puis de phosphate calcaire, qu'on rencontre dans les urines critiques, en quantité quelquefois effrayante. Elle ne peut réellement s'expliquer que par la force continuelle de dissolution exercée sur le système plastique par un acide énergique dont la quantité étant dans une proportion très-excédante avec la substance calcaire, tend sans cesse à détruire une solidité qui est toujours en raison de la juste combinaison du carbonate calcaire et de l'acide phosphorique. C'est à cette cause, sans cesse renaissante, de destruction, qu'on doit rapporter ces courbures des os longs, des tibia, des peronés, et même des phalanges des doigts chez les goutteux, outre que l'action corrosive de l'acide fatalement dominant, s'exerçant de préférence sur tel point des expansions tendineuses des ligamens voisins des articulations, laisse à l'énergie des muscles antagonistes, une force de pression habituelle qui décide insensiblement cette courbure. Cette remarque est facile à vérifier sur les vieillards, chez lesquels on rencontre, après des accès de goutte longs et répétés, des jambes arquées, des fémurs contournés, des os de la face déformés, et quelquefois la colonne dorsale tellement courbée, que ces malheureux semblent ne plus pouvoir porter leurs regards que vers la terre, qui leur redemande des élémens qu'elle n'a prêtés que pour leur faire subir de nouvelles formes.

La goutte est alcaline (*passive*), quand il y a surabondance de carbonate calcaire. Les anciens la nommaient goutte froide, goutte sèche, goutte noueuse. Elle se reconnaît à des douleurs plus sourdes que lancinantes, à la lenteur du développement de la crise, bien moins hâtif que dans la goutte acide ; enfin, au sédiment calcaire des urines, aux concrétions d'une apparence crayeuse, qui surchargent les articulations des doigts, et causent ces nodosités qui déforment les mains, les pieds des goutteux. Entraînée par les urines, cette substance produit des calculs calcaires.

C'est dans cette affection que les acides sont spécifiquement indiqués, et qu'on peut dire : Le *vinaigre guérit la goutte*, comme l'a formellement annoncé *Hippocrate* (*) tom. I, p. 604. Mais ce qu'il n'a point dit, c'est que ce moyen n'est curatif, que lorsqu'il y a prédominance alcaline. La diète végétale est très-convenable en ce cas. On ordonnera les plantes potagères, les fruits acides, tels que les cerises, les groseilles, le raisin, les grenades, l'épine-vinette, les oranges, l'ananas, les tamarins, les légumes acides et aqueux, comme l'oseille, les épinards, les cardons, les pommes de terre, les betteraves, la citrouille, les concombres; les fruits fondans, comme la pomme, l'abricot, la prune, le melon, la pêche, la poire, les fraises (**), les framboises,

---

(*) Les ornithophiles, m'a dit le docteur Moncourrier, baignent avec succès, dans le vinaigre, les alouettes qui, dans le jeune âge, et sous les entraves de la domesticité, sont souvent prises de nodosités goutteuses à toutes les articulations.

(**) On sait que c'était contre la goutte le remède

les mûres. Conseillez le pain de seigle, peu de viande et seulement fraîche et de jeunes animaux, du poisson de rivière, de la tortue, des pieds de veau, de la volaille, le sucre à haute dose. Faites boire de la bière, du cidre, de l'hydromel, de la limonade, le petit lait; les vins tournant facilement à l'acescence, tels que ceux de Bourgogne et de Champagne; surtout l'eau pure, principalement les matins, à jeun et froide. Les bouillons à l'oseille et la crême de tartre; le soufre, les acides minéraux, quelquefois même un punch léger, conviennent à cette affection, mais administrés avec prudence et à petites doses; ainsi qu'un air humide et chaud, des bains de vapeurs, des pédiluves avec l'acide muriatique (*), des bains, très-courts et très-chauds, des douches graduées, l'application de cataplasmes émoliens,

---

favori de Linnée, à qui la reine Christine de Suède avait la bonté d'en faire fournir de ses serres, pendant les âpres froids de ce climat.

(*) Comment le pédiluve d'acide muriatique agit-il? C'est en imprimant une irritation aux parties inférieures, en déterminant l'afflux de l'humeur goutteuse qu'il dissout, si elle est de nature alcaline; si elle est acide, l'irritation fait encore du bien en la déplaçant; si elle est alcaline, l'acide muriatique joint à ce bienfait celui de dissoudre le phosphate calcaire,

avec une teinture dérivative, projetée sur un lit bien chaud de farine de graines de lin, embrassant toute la jambe et le pied, et revêtu de bandes circulaires. On se trouvera bien aussi extérieurement de l'emploi de l'acide formique et de frictions sur les membres, avec le vinaigre scilitique.

La goutte est irrégulière, ou *sub-acide*, quand il y a suffisance d'alcali et insuffisance d'acide; *sub-alcaline*, quand il existe suffisance d'acide et insuffisance d'alcali. C'est elle que les Anciens nommaient goutte vague, goutte erratique ou volante. Dans cette goutte anomalique, ce n'est point le système général qui pèche par surabondance d'acide ou d'alcali, mais c'est partiellement, localement qu'il existe une inégale distribution entre eux, de manière que l'un des deux est en suffisance, mais non en surabon-

---

de l'atténuer; et, dans ce cas, des bains répétés suffiraient pour guérir. C'est à cette surabondance de phosphate calcaire, que sont dus les calculs de la vessie, les ossifications des valvules du cœur, des artères, les oblitérations des vaisseaux, et même les cataractes, les ankiloses, les polypes, les verrues, les exostoses, les strumes, les melicéris, les engorgemens glandulaires, les loupes. Les expériences de MM. Darcet et Robert viennent à l'appui de notre opinion.

dance, tandis que l'autre est dans un état d'insuffisance relative. Cette goutte se reconnaît à sa mobilité, au rapide et successif déplacement de l'humeur arthritique, qui parcourt tour à tour et irrégulièrement, les différentes parties du corps, sautant de l'articulation d'une extrémité à l'articulation d'une extrémité opposée, sans règle, sans choix, sans prélude qui annonce cette brusque métastase. Cette goutte, qui n'a point de siége fixe et déterminé, est la pire de toutes, et la plus dangereuse, sous ce rapport que, passant rapidement d'un lieu à un autre, elle traverse des organes siége de fonctions importantes, qu'elle peut suspendre ou faire cesser, en comprimant le principe vital, en éteignant le flambeau de la vie.

Le mode curatif est en raison de la prédominence reconnue; ainsi, l'on administrera les alcalins, si la goutte est sub-alcaline; on prescrira les acides tant en régime diététique que médicamenteux, si elle est sub-acide.

Mais ce qui caractérise le traitement de cette goutte, est la conséquence de ce qui a servi à caractériser sa nature; c'est le soin continuel que doit apporter le médecin à la fixer, en prévenant les orages qu'elle peut exciter dans les divers systèmes, pendant ses brusques transitions.

L'application de sangsues à l'anus, de vésicatoires aux jambes, de sinapismes sous la plante des pieds, la saignée du pied même, mais surtout le pédiluve suivant, telles sont les bases du traitement *régulateur* applicable à cette espèce de goutte, qui est locale et symptomatique et non constitutionelle. On met dans douze pintes d'eau très-chaude, six onces d'esprit de sel fumant (acide muriatique). On y plonge les pieds pendant quinze minutes et même plus de temps. La teinture dérivative est aussi très-indiquée dans ce cas. Pendant l'action de ces topiques, on boit ou une tasse de café avec une cuillerée de rhum, ou un verre chaud de punch, ou un verre de lait chaud, dans lequel on aura fait infuser du gingembre, ou un lait-de-poule coupé d'eau de vie, ou du vin chaud avec la cannelle et le sucre, selon la nature de la prédominance goutteuse reconnue, en ayant bien soin de ne pas s'exposer au froid soit avant, soit pendant, soit après l'accès.

Non-seulement les médecins n'ont pas été d'accord sur la nature, sur la cause de la goutte, mais ils ont encore varié d'opinion sur son siége propre. *Hippocrate* l'a placé dans les articulations; *Van-Helmont*, dans le sperme; *Sydenham*, dans l'estomac; *Willis*, dans le sang ; *Sthal*, dans les passions de l'âme ; *Hérissant*, dans les os ; *Cullen*, dans les nerfs ; *Stoll*, dans la veine-porte ; *Liger*, dans le mucus animal ; *Desault*, dans la peau ; *Ponsart*, dans le système cutané ; *Fernel*, dans le cerveau ; *Teurhyne*, dans le périoste ; *Morgagni*, *Vasalva*, *Dehaën*, dans les gaînes des tendons et dans les cavités des articulations ; *Haller*, dans la peau même et les nerfs sous-cutanés ; *Arétée*, dans les ligamens qui, en recouvrant l'extrémité des os, concourent à former les articulations. Toutes ces opinions sont vraies ; aucune ne l'est exclusivement, et toutes s'expliquent par notre théorie, qui place le siége de la goutte partout où il y a ou surabondance d'acide phosphorique, ou excédance de carbonate calcaire. Nous savons que cette explication ne satisfera pas les Solidistes, les Nomenclateurs ; mais nous leur répondrons, avec l'oracle de la première école de Médecine qui soit encore, malgré sa déchéance, avec l'illustre Barthez, qui dit textuellement dans sa savante préface de son *Traité des maladies goutteuses* : « Les observations prouvent que dans » les maladies goutteuses, il existe *un état* » *goutteux spécifique des humeurs*. Cette altération des fluides ne peut y être révoquée » en doute, que par ceux qui s'aveuglent au

» point de vouloir exclure presque entière-» ment de leur système de Médecine, la doc-» trine du vice des humeurs, ou de la *patho-» logie humorale* ».

Disons maintenant à quels signes on peut reconnaître la présence de l'acide ou de l'alcali pour déterminer la nature de la goutte, et par conséquent son traitement spécifique. Les médecins dont nous avons invoqué le témoignage et cité les expériences, nous fournissent à cette question une réponse que nous nous étonnons qu'ils n'aient pas eux-mêmes plutôt rendue avec précision. Les urines sont les rapporteurs exacts, les indicateurs fidèles de la nature de l'espèce de prédominance arthritique qui, comme le dit Barthez, donne aux humeurs un état spécifique; et l'on avouera que cette indication peut être précisée, quand on pense que l'urine sécrétée du sang est, pour ainsi dire, la lie de la plupart des humeurs du corps. Récente, elle contient en excès de l'acide phosphorique libre. Quelquefois, et en cas de maladie, elle sort dans un état alcalescent; mais hors ces cas, elle est saturée de phosphate de chaux, produit par l'excédance de celui qui abonde dans nos alimens, et est destiné à développer ou entretenir le merveilleux phénomène de l'ossification. Par cette raison l'urine des enfans, chez qui ce travail est très-actif, contient peu de phosphate calcaire, entièrement employé à leur accroissement; par là même aussi, on voit parmi eux très-peu de malades de la goutte. C'est ainsi qu'il faut entendre l'aphorisme d'*Hippocrate : Podagrâ non laborat puer ante veneris usum ;* non pas qu'en effet le premier tribut à Vénus décide la disposition à la goutte, mais parce que l'homme n'est pubère et réellement apte aux sacrifices de Vénus, que quand le travail de l'ossification est terminé. Le même motif explique pourquoi les nourrices, les femmes enceintes, chez qui le phosphate calcaire excédant est employé à l'allaitement du nourrisson, au développement du fœtus, ont très-rarement des accès de goutte; et pourquoi, en général, les femmes n'y sont sujettes qu'après la cessation de leur impôt mensuel, ou n'en ont point, si elles ont des flueurs-blanches, ou un cautère (espèce de nouvel organe sécrétoire). L'axiome d'*Hippocrate : Mulier podagrâ non laborat, nisi menstrua defuerint,* est donc vrai en ce sens, que les femmes perdant beaucoup de phosphate calcaire par les menstrues, la gestation, l'allaitement, sont peu disposées à une maladie qui n'est l'effet que d'une surabondance de phosphate calcaire; car, quoique l'observation apprenne qu'il est des gouttes acides, il est d'expérience qu'elles sont plus généralement de nature alcaline.

Au reste, veut-on s'assurer de la prédominance de l'acide ou de l'alcali dans l'urine, voici le procédé qui est aussi simple que concluant. On connaît la propriété des acides de colorer en rouge, et des alcalis de colorer en vert un papier teint en bleu par une matière végétale. C'est sur cette propriété qu'est basée notre expérience. On trempe, au matin, dans le vase de nuit qui a reçu l'urine *d'expression* (*) qu'on veut expérimenter, un papier imprégné d'une teinture végétale, ou bleue ou jaune. S'il y a prédominance acide, le papier bleu rougira; l'urine rougira de même le papier jaune, si l'urine surabonde d'alcali. Nous préférons, pour cettte dernière épreuve, un papier teint en jaune au papier bleu, rouge ou violet, que les alcalis ne verdissent souvent qu'imparfaitement, ce qui rend l'expérience plus douteuse. Si l'urine est

(*) La physiologie admet trois sortes d'urine : l'urine de boisson *urina potus*, que l'on rend immédiatement après avoir bu; la seconde est l'urine de digestion, qu'on rend long-temps après avoir bu; la troisième, de coction ou d'expression, qu'on rend le matin, sans avoir bu pendant la nuit. C'est, à proprement parler, la seule critique et apte à fournir la base d'un jugement symptomatique exact.

sub-acide, sub-alcaline, les deux papiers rempliront encore leurs fonctions; mais avec cette différence que, dans l'un ou l'autre cas, n'y ayant point surabondance, mais seulement quantité suffisante, et relativement plus grande d'acide ou d'alcali, le papier, par sa coloration, attestera la prédominance de l'un ou de l'autre; mais avec moins d'intensité que quand il y a surabondance de l'une ou l'autre de ces deux substances.

Nous avons appliqué, avec un succès étonnant, cette théorie, en la généralisant, au traitement de la pierre, de la phthysie pulmonaire; et même à des maladies aiguës pendant l'orage des crises, et notre traitement en a reçu une sécurité merveilleuse de marche.

S'il y avait surabondance d'acide, nous donnions l'eau de chaux, l'eau ammoniacale, les absorbans; si, au contraire, la prédominance était alcaline, nous administrions les acides dans tous les véhicules appropriables.

Selon l'absence ou la présence des symptômes concomitans plus ou moins graves, indicateurs de délire, d'ébranlement nerveux, d'épuisement, de somnolence, d'orgasme ou de relâchement, de pléthore sanguine ou bilieuse, de besoin de métastase humorale ou d'évacuation, nous joignions à nos moyens dominans, les vésicatoires, les antispasmodiques, les corroborans, les excitans, les calmans ou les toniques, les saignées, les vomitifs, les purgatifs, une diète sévère ou substantielle, selon les indications ; car nous ne prétendons point que notre médication se borne à l'antidote que nous indique la découverte de la prédominance constitutive ou symptomatique ; seulement elle fixe sur le choix des moyens, et nous insistons alors, avec sûreté sur l'emploi des substances opposées à l'état pathologique reconnu. Vingt ans d'expérience nous ont prouvé que ce moyen, le meilleur de tous en séméïotique, est infaillible, surtout quand il est mis en pratique par l'hygiène et comme préservatif. Mais il en faut convenir, l'homme, et le riche surtout, préfère à une sagesse diététique quotidienne, à des privations journalières, pour conserver sa santé, une intempérance habituelle punie par la maladie, et l'emploi des médicamens.

Dans notre système si simple, si voisin de la nature, que notre plus grande surprise est qu'il n'ait pas été plutôt proposé, l'inspection du vase de nuit, chaque matin, réglerait la nature de la diète du jour.

Avez-vous bien dormi? Etes-vous sans fièvre? Mais votre langue est-elle chargée d'un limon bilieux? L'urine a-t-elle rougi le papier jaune?

Observez une diète végétale ; mangez des légumes frais et acides, des fruits fondans. Buvez du Bourgogne et du Champagne coupés d'eau ; prenez un bain chaud ; faites un peu plus d'exercice que de coutume, en ayant soin d'être plus couvert. Le soir, buvez de la limonade, et peut-être, un très-léger punch.

Si, au contraire, c'est le papier bleu qui a rougi, mangez des huîtres, des viandes rôties, un chapon succulent ou une perdrix d'un haut fumet, des écrevisses, des asperges, et buvez de vieux Bordeaux. Ce régime est-il donc si effrayant et si sévère !

On nous dira : Qui vous a révélé cette doctrine ; et quelles preuves produisez-vous de votre mission ? Trois grands maîtres. La méditation, qui nous a conduit à cette théorie, que des essais chimiques nous avaient fait entrevoir ; l'expérience, qui a sanctionné cette théorie, et nous a ramené à elle ; l'analogie, qui nous avait inspiré la théorie, et nous a conduit aux expériences.

Aucune maladie n'a plus exercé la patience d'observation, le génie de description, et l'exactitude de définition que la goutte. Les anciens ont indifféremment nommé *arthritis*, les douleurs d'articulation, soit goutteuses, soit rhumatismales, soit catarrhales, comme l'observe

Gainerius, *de Ægritudine juncturarum*, cap. 15; èt Galien lui-même a quelquefois confondu l'arthritis avec la podagre, comme on confond le genre avec l'espèce, ou comme les poëtes prennent le tout pour la partie et réciproquement. Hippocrate emploie de préférence le mot *podagra*, d'après la racine grecque ἄγρα, capture; de là les ποδάγρα, χειράγρα, ἰσχιάγρα, capture du pied, de la main, de la hanche, ou podagre, chirargre, ischiagre (sciatique). Il n'est point de goutte qui ne débutte de cette manière, en avertissant de son arrivée par les quatre symptômes devenus proverbes : *Tumor, rubor, ardor, dolor.*

Un caractère propre à cette maladie, quelle ne partage avec aucune autre, et qui, par conséquent, éclaire sur son invasion, c'est qu'à quelque degré de gonflement et d'inflammation que parvienne la tumeur qu'elle produit, jamais elle ne tourne à suppuration. Quelques symptômes, également avant-coureurs de cette affection, sont une salacité singulière, un appétit plus fort que de coutume, quelques jours avant l'accès, et cessant tout à coup avec lui, une hilarité extraordinaire et une légèreté inaccoutumée; quelquefois des crampes, un serrement spasmodique du plexus solaire ou centre phrénique, une constipation subite, un dégoût subit du tabac pour ceux qui en ont l'usage, l'émission d'urines crues et légères, des vents, un sommeil agité, des inquiétudes dans les jambes, des contractions musculaires, des démangeaisons, des échymoses à la peau, et même une dilatation très-sensible des veines voisines de la partie vers laquelle se dirigera l'éruption goutteuse. C'est ordinairement le matin, après un sommeil pénible et des rêves fatigans, que l'attaque a lieu, et qu'assez volontiers la goutte se cantonne sur un orteil, puis gagne les autres articulations où elle s'annonce, soit par un sentiment de vive brûlure, comme le causerait l'application d'un fer rouge, soit par une sensation de froid, comme s'il était causé par l'affusion d'une eau glaciale qu'on verserait lentement sur la partie occupée. La peau qui était restée aride et brûlante, devient moite; le sommeil survient, et la crise détermine le dépôt sur le lieu d'élection, où il s'annoncè par les quatre qualités que nous venons de nommer : inflammation, gonflement, rougeur et douleur. L'appétit cesse, l'urine se colore et dépose, le sommeil fuit, les sueurs surviennent, l'accès dure plus ou moins long-temps. Nul médecin n'a décrit ces symptômes comme Sydenham; et l'on est forcé de reconnaître, dans son effrayante peinture, un malheureux écrivain rempli de son sujet et torturé par l'objet même de ses pénibles méditations. Une réflexion désespérante est échappée au docteur anglais dans l'aveu qu'il fait, qu'il a éprouvé inutilement sur lui-même tous les remèdes qu'il propose, et que le meilleur qu'il connaisse, est la douleur même qui élabore l'humeur goutteuse.

Le médecin qui médite les immortelles pages d'Hippocrate, mais qui, jeune encore, rencontre une assertion de faits qu'il voit démentis par l'expérience journalière, sent ébranler sa foi, et c'est pour lui que nous avons eu le courage de les noter, malgré notre profonde vénération pour le patriarche de Cos. Comment, parmi tous ses conseils vraiment d'inspiration médicale, cette bouche si pure a-t-elle laissé échapper ces maximes vagues ou hasardées : *Que les femmes ne sont jamais goutteuses, que dans l'absence du paiement régulier de leur impôt mensuel; que les eunuques ne sont point sujets à cette maladie; qu'elle n'attaque point les jeunes gens avant qu'ils soient initiés aux mystères de Vénus* (*) ; *qu'elle est plus commune chez les*

(*) *Eunuchi non laborant podagrâ, neque calvi fiunt. Mulier non laborat podagrâ, si non menses ipsi defuerint.*

Puer non laborat podagrâ ante veneris usum. Hipp. tom. I, p. 100, sect. VI, Aphor. 18, 19 et 20.

jeunes gens que chez les vieillards (*); *qu'elle est incurable chez ces derniers* (tom. I, p. 498); *que le moxa guérit les nodosités qu'elle produit* (tom. II, p. 101); *que le vinaigre la guérit, lorsque le corps est sain* (tom. I, p. 604); *que tous ceux qui meurent, meurent à un jour, à un mois, à une année impairs* (tom. I, p. 709); *que la femme ne devient jamais ambidextre* (tom. I, p. 146), etc. Nous avons pensé qu'il était de notre devoir de les rapporter pour les contester ou les commenter, afin qu'ils ne fussent point un objet de scandale au jeune lévite qui, pour la première fois, monte aux autels du temple d'Epidaure.

Au reste, loin d'être effrayé par l'anathème lancé par le pontife de Cos, qui a prononcé formellement que la goutte héréditaire, confirmée, tophacée, noueuse et invétérée, est incurable, surtout si ceux qu'elle attaque sont vieux, chagrins et constipés (**), nous aimons mieux rappe-

---

(*) *Solet autem junioribus magis quam senioribus contingere.* Id. tom. II, p. 180, XXXI, 12.

(**) *Qui hos morbos congenitos habet, is ægrè ab ipsis liberari potest* (Hipp. tom. I, p. 495); et plus loin, p. 498, *de podagricis hæc dico : quicunque aut senes sunt, aut circa articulos, callos tophaceos concretos habent, aut ærum nosè vivunt, ac siccam alvum habent,* HI OMNES SANI FIERI NON POSSUNT HUMANA

ler le consolant espoir par lequel Sydenham termine son beau travail sur la goutte (*), par lequel aussi nous terminerons des recherches dont nous serons trop payé, si nous arrachons à la douleur quelques victimes; si nous offrons quelques consolations à des malheureux tourmentés par la maladie et le désespoir, en parvenant à rayer de la longue liste des infirmités humaines, un mal trop légèrement jusqu'ici jugé incurable.

Nous n'avons point combattu, comme nous en avions le projet en commencant cet ouvrage, l'objection tant de fois rebattue : *Qu'il*

ARTE, *quantum ego novi. Qui vero juvenis est, et circa articulos nondum tophaceos callos concretos habet, et accurate vivit, et laboris amans est, et alvum bonam habet, ad obediendum pro studiorum ratione,* HIC SANE MEDICUM INTELLIGENTIAM HABENTEM NACTUS, SANUS FIERI POTEST. On voit que l'oracle retire son anathême, si le goutteux rencontre un *médecin intelligent;* c'est ce médecin intelligent que nous nous sommes proposé de trouver en publiant ces instructions.

(*) *Non his majora promitto, quamvis a longâ cogitationum serie, quas huic rei impendere tantum sum coactus, inducar credere* EJUSMODI REMEDIUM QUANDOQUE INVENTUM IRI. Sydenham, op. Tract. de Podagrâ, p. 489, in-4°. On voit que l'Hippocrate anglais eut l'espérance qu'un jour le temps dévoilerait la guérison de la goutte.

est dangereux de guérir la goutte. Ce préjugé est d'autant plus difficile à déraciner, qu'il a reçu une espèce de sanction de la prudence qui semble accompagner le conseil auquel il doit naissance, et qu'il s'autorise de divers ouvrages publiés de bonne foi sur ce sujet. Parmi eux, se remarque celui de *Raimond* de Marseille, *des Maladies qu'il est dangereux de guérir*. Suivant lui (tom. II, p. 66), on ne doit guérir ni la diarrhée, ni les flueurs-blanches, ni la gale, ni les dartres, ni la teigne, ni les hémorragies, ni la goutte; et cette prétention est établie plutôt que discutée avec une légéreté inconcevable. Nul argument n'est même proposé à l'appui d'une opinion aussi exagérée, et dont l'exécution, flétrissant les roses de la vie, convertirait en un long tourment les jours de l'existence. Ainsi, des affections contractées par le hasard, deviendraient des élémens constitutionnels, dont on ne pourrait se débarrasser sans danger, même en les traitant méthodiquement. Hippocrate a bien professé une autre doctrine, quand il dit: (tom II, p. 822, § 58, VI) *Morborum incurabilium tractatio est necessaria*.

Sans doute, si par *guérir* on entend *répercuter* sur un viscère intéressant à la vie, une humeur portée sur une partie peu importante; supprimer sans précaution, sans médicament dérivatif, un exutoire établi depuis long-temps, un émonctoire naturel ; tarir tout à coup des hémorroïdes ; sécher subitement une dartre ; faire rentrer une gale, des dartres , la teigne ; arrêter brusquement un écoulement, ou une diarrhée ; fermer un vieux ulcère ; tronquer des accès de goutte, *Raimond* de Marseille n'aurait pas tort, et il n'aurait dit ou plutôt répété que ce qu'enseigne l'école depuis mille ans ; mais si par guérir, on entend détruire le germe morbifique, faire cesser la cause de la maladie dont la curation est méthodiquement obtenue , la prétention de *Raimond* est une hérésie qui ne tiendrait à rien moins qu'à introduire et perpétuer dans les familles des germes d'infection héréditaire, et à corrompre les générations dégénérées. Autrefois on défendait même d'arrêter, de *couper* la fièvre, abusant du principe vrai en général, mais qui souffre des exceptions, *que la fièvre est un moyen donné par la nature pour épurer les humeurs*. La fièvre *insidieuse*, la fièvre *pernicieuse*, est venue donner un démenti à cet axiome, et le kinkina a guéri par enchantement.

Ainsi, par une bizarre contradiction, les traités de Médecine abonderont de préceptes pour traiter et guérir les maladies héréditaires ou constitutionnelles ; et sur parole, on croira qu'il est dangereux de traiter rationnellement, de guérir des affections acquises par imprudence ou contagion! Ainsi, malgré l'expérience personnelle que nous avons de quatre cents malades de flueurs-blanches que nous avons guéries, et qui jouissent de la plus belle santé depuis quatre ans, dix ans, quinze ans, on nous répondra : « Ces personnes sont guéries contre » les règles de l'art : il valait mieux les abandonner au dépérissement qui les ruinait, que » de les rendre à une santé qui les tuera. Elles » ont, il est vrai, recouvré l'appétit, le sommeil, la gaieté; leurs joues sont fleuries du » coloris le plus frais, mais tout cela n'est que » plâtré, et dans quarante à cinquante ans, » vous verrez... » Jusqu'à quand serons-nous dupes de pareilles sornettes? Guérissons à bon compte, puis nous verrons dans cinquante ans... C'est un bon à-compte qu'un demi-siècle; et l'on ne peut se résoudre à craindre excessivement des humeurs rentrées qui font mourir... de vieillesse. Eh quoi! faire cesser la cause de la maladie par une curation méthodique, n'est pas un moyen préférable au danger de perpétuer dans les familles des germes d'infection héréditaire, s'aggravant toujours, et ne tendant à rien moins qu'à empoisonner un jour la malheureuse génération où il se trouve déposé! C'est ce que nous observons dans les peuplades, dans les familles chez lesquelles un préjugé religieux, ou une fausse honte conservent ou la plica, ou l'épilepsie (*morbus sacer*, disaient les Anciens), ou les dartres, ou la gale, ou même le mal vénérien. Il en est de même pour la goutte, et notre opinion formelle, après avoir mûrement réfléchi à l'innocuité de notre traitement, est qu'il est bon, qu'il est salutaire, qu'il est utile ; qu'il est nécessaire de guérir la goutte, si l'on veut jouir des douceurs de la vie; et nous ne voulons pour garans de notre opinion, parmi les auteurs que nous avons cités, qu'Hippocrate, Boerhaave, Sydenham et Barthez. On peut, quoique exigeant, se contenter de pareilles autorités. Joignons-y cependant celle d'Heberden et son texte dans son commentaire sur Harvey, page 39. « L'opinion, dit-il, qu'on avait jadis » en Angleterre, que la gale, les fièvres d'accès » et la goutte étaient des maladies dont la nature » se servait comme de ministres de santé, est » maintenant généralement désapprouvée, et » j'espère que le moment viendra où un spéci- » fique pour la goutte, aussi certain que ceux » qui ont été découverts pour les deux premières » maladies, confirmera tout à la fois la sûreté » et l'avantage d'arrêter sur-le-champ sa » marche et d'en prévenir les retours ». A la page 47, il ajoute : « Que l'espèce humaine

» serait heureuse, si la difficulté de guérir la
» goutte était aussi petite que le danger de le
» faire ! »

Nota. Pour la commodité des goutteux habitant la campagne, et éloignés des secours pharmaceutiques de la Capitale ou des grandes villes, nous avons composé et confié à l'exécution de M. Séguin-Griffon, pharmacien, rue St.-Honoré, n°. 378, chez lequel on trouvera toujours prêt cet assortiment, une série de médicamens antigoutteux sous forme sèche ou liquide, à prendre intérieurement ou à appliquer extérieurement, avec une instruction contenant leur mode d'emploi, et la manière de reconnaître avec précision la nature acide ou alcaline de leur goutte, déterminée par l'épreuve du papier jaune ou bleu. Nous lui avons également donné, et nous n'avons confié qu'à lui seul, la recette de notre *vin antileucorrhéen*, ou contre les flueurs-blanches, qu'il est autorisé à confectionner et à vendre, avec une instruction pour la manière de s'en servir, de la même manière qu'il vend son vin contre les fièvres, connu sous le nom de *Vin de Séguin.*

Le traitement de la goutte étant une conséquence naturelle de l'uromancie, un traité des urines était la suite obligée d'un traité de la goutte, et c'est ce qui nous a déterminé à le faire suivre ici.

SECONDE PARTIE.

DE L'UROMANCIE.

« *Sunt præterea quæ per vesicam per-*
» *gressa, magis morborum ostendere pos-*
» *sunt, quamquæ per carnem exhalarunt* ».

HIPP. de Arte, tom. I, p. 13, § XXII.

C'EST dans l'ombre, jusqu'ici, que s'est exercée l'*uromancie*, si l'on peut donner ce nom mystique à la *science de connaître les maladies* par *l'inspection des urines*. C'est ce qui a discrédité un art certain et fondé sur l'observation et l'expérience, ces deux plus fermes colonnes du temple de la Médecine. Ce n'est point avec cette obscurité honteuse que nous présenterons cette partie du plus libéral des arts, mais à la face du public, *coram populo*, et devant les doctes de toutes les classes auxquels nous ne erons nul mystère de nos procédés. Si la santé est le premier des biens, la médecine doit être le patrimoine de tous.

Quoique investi du droit d'exercer la médecine, et par la faculté qui nous reçut, et par une académie lointaine et célèbre; quoique appartenant à la plupart des corps savans de l'Europe, nous ne récusons ni le jugement de l'opinion publique, ni celui des écoles sous l'inspection desquelles l'art de guérir est spécialement constitué, ni surtout les lois sous l'égide desquelles nous nous plaçons nous-même avec confiance.

On a tourné en ridicule les *médecins d'urine*, comme on s'est plu à les nommer : il eût été plus sage de vérifier attentivement les cures étonnantes qu'ils annonçaient. L'erreur s'accrédite plus par le mépris qu'on fait de l'examiner, que par la sévère recherche qu'on ferait des prodiges qu'elle proclame, parce que le vulgaire a un penchant naturel vers la crédulité et surtout vers le merveilleux, et parce qu'il est de la nature humaine de se sentir porté à protéger ceux qui sont condamnés sans avoir été entendus. C'est ce qui nous a déterminé récemment, dans les loisirs d'une longue captivité, et antérieurement dans les fréquentes occasions que nous ont offertes la visite des campagnes, et la pratique des hôpitaux pendant trente ans, à étudier avec soin et de bonne foi l'uromancie ou la science de guérir par l'inspection des urines; l'art, enfin, de connaître, par la qualité des urines, l'état sain ou maladif d'un individu. Cet art existe-t-il ? Écoutez la cohorte fourrée des exclusifs qui nient tout, excepté la beauté de leurs découvertes, la profondeur de leurs observations, la richesse de leurs néologiques nomenclatures, et tous vous répondront: Non. Plus circonspects, nous avons voulu examiner la question avant de la résoudre. Or, nous devons convenir que cet examen nous a fourni des résultats bien plus satisfaisans, bien plus lumineux que nous ne nous y attendions, et tels, que nous ne sommes plus surpris que le père de la Médecine ait, dans le cours de ses œuvres immortelles, consacré plusieurs pages à la recommandation de l'examen de ce symptôme. Nous en extrairons les textes les plus saillans, en conservant la traduction latine qu'en a publiée Vanderlinden (*in*-8°., Lyon, 1665). Pour ne point élever ici une vaine et prolixe discussion, nous nous contenterons de citer ces passages sans les commenter, laissant ce soin à l'esprit droit du lecteur intelligent. Nous publierons, en regard du texte latin de Vanderlinden, l'extrait en ce qui concerne les urines, de la traduction française qu'a donnée des Œuvres médicales complètes d'Hippocrate, le docteur Gardeil. Nous avons préféré adopter cette version, à hasarder nous-même une traduction nouvelle de ces passages, 1°. parce que cette version, publiée en 1801, à Toulouse, avait eu, dès 1789, la sanction de MM. Malesherbes, Barthez, Cabanis et Tournon, bons juges en cette matière; 2°. parce qu'elle est devenue classique par le suffrage unanime des professeurs et l'adoption qu'en ont faite les écoles pour l'usage des étudians ; 3°. parce que nous avons craint d'introduire quelque hérésie médicale sous le nom d'Hippocrate, en rendant mal quelques passages qui nous ont offert de très-grandes difficultés. Ces motifs nous ont déterminé également à publier ces passages dans l'ordre où les a placés le docteur Gardeil, qui a suivi le texte de Foës (*Foesius*), et par conséquent, la série que ce traducteur a adoptée dans la distribution des traités composés par Hippocrate et de ceux qui lui sont attribués. De cette manière, la traduction française ne se rencontrera point placée en face de la traduction latine, article par article ; mais le corps entier de l'une et l'autre s'y trouvera complètement et fidèlement traduit ; et le lecteur qui voudra vérifier la fidélité de chaque passage, pourra le faire sans fatigue, en cherchant dans les cinq ou six pages qui les contiennent le passage dont il aura la curiosité de confronter le texte latin avec la version française. Nous avons cru d'ailleurs remarquer qu'une traduction en regard, article par article correspondant, inspirait toujours au lecteur une distraction invincible, une curiosité fatigante, un attrait dangereux ; au lieu que de cette façon, l'homme versé dans l'intelligence de la langue latine, lira de suite et sans distraction Hippocrate dans la traduction de Foës; tandis que le lecteur auquel la langue de Cicéron n'est point familière, suivra en français la version du docteur Gardeil. Nous ferons précéder ces passages traduits, de la profession de foi du docteur Gardeil sur l'importance de l'inspection des urines, objet particulier de notre travail. Voici son opinion qu'il a placée en tête de sa traduction : « Il est vraisemblable que plusieurs praticiens de nos jours se moqueront de bien des choses qu'on y lira, notamment de presque tout ce qui concerne les urines : aussi ne regardent-ils les urines des malades que rarement ou jamais... J'assure que je me suis constamment bien trouvé d'observer les urines que je faisais garder dans des verres : leur fréquente inspection a confirmé pour moi la légitimité de la doctrine d'Hippocrate. C'est à mon avis une grande erreur de se fier tellement à l'observation du pouls, dont je conviens qu'Hippocrate paraît avoir fait bien moins d'usage que nous, qu'on croie pouvoir, avec ce guide, se passer de la plupart de ceux auxquels il nous apprend qu'il avait la plus grande confiance ».

Passons sans autre préambule à l'exposé des préceptes du vieillard de Cos sur l'uromancie, dans son traité des Pronostics, p. 39, tom. I, de la traduction annoncée, il dit : « L'urine qui dépose un sédiment blanc, égal, bien mêlé, pendant tout le temps de la maladie jusqu'à sa crise, est bonne : c'est un signe qu'il n'y a point de danger et que la maladie sera courte ; s'il y a des interruptions, l'urine étant quelquefois sans sédiment, d'autres fois avec sédiment blanc et égal, la maladie sera plus longue et le salut est moins certain. Lorsque l'urine est rubiconde, le sédiment de même et égal, le mal sera long, mais sans danger. Le sédiment qui ressemble à de grosse farine, fait un mauvais signe ; plus mauvais, s'il ressemble à de petites écailles. Le sédiment blanc, très-menu, est pernicieux. Le plus fâcheux est celui qui ressemble à du gros son.

» Les nuages blancs suspendus dans les urines sont bons ; les noirs mauvais.

» L'urine, tandis qu'elle est rousse et limpide, montre qu'il ne se fait point de coction de la maladie. Si ce symptôme dure fort long-temps, il est dangereux que les forces ne suffiront point pour la coction des urines (*) ; les plus funestes

(*) Ce passage est remarquable. Hippocrate y dit implicitement qu'il n'y a point de coction de maladie sans coction d'urines. Cette doctrine se retrouve en plusieurs endroits de ses écrits. (*Note du docteur Gardeil*, p. 40).

On lit au tome 1er. : *Quibus sanguinis eruptiones plures, his, temporis progressu, alvi male afficiuntur, si non urina concocta prodierit... et aquosa urina tale quid significat.* Coac. prænot., p. 552.

Urina crassa, alba... in lassitudinosis febribus quartâ die, aliquando prodit et liberat ab abcessu, id., p. 807. *Multam subsidentiam habens, a mentis emotione liberat*, id., p. 813.

Subsidentia alba, ervum referens, alia alba, alia ramentosa, cum pallore subviridi, farinam lentium referens...., huic quandoque velut adiposum quiddam superstabat, atque hoc acervatum non multum dispersum, velut quid in medio ipsorum pendere solet disparatum, velut extrinsecus ex oviculâ. Posteà verò etiam non subsidens mingebatur : et alia quidem talis erat, alia subsidens, alia talis modice ad latitudinem dispersa, alia conturbata, alia talis. Quod in medio vehi solet, nybeculæ subnigræ simile, quæ putaretur crassitudinem habere. Laxum autem, aliud tenuè, aliud tenuè tale, aliud velut equi, aliud velut sunt caliginosa, id., p. 747.

Aquosa et copiosior quam pro eo quod bibi imperatum est, significat hominem, sed copiosiore potu uti. Si verò paulatim sridat urina, aut médicamentis opus habere significat, aut morbum aliquum circa vesicam habere. At sanguinem mingere, raró

sont celles dont l'odeur est infecte, ou qui sont claires comme de l'eau, ou noires, ou d'une consistance épaisse; parmi celles là, les noires sont les plus fâcheuses, tant pour les hommes que pour les femmes; les aqueuses pour les enfans.

» Si l'on rend pendant long-temps l'urine crue, limpide, tandis que les autres signes sont d'ailleurs salutaires, c'est signe d'un abcès dans les parties au-dessous du diaphragme.

» La graisse qui nage sur les urines, comme des toiles d'araignée, est un signe de colliquation. (Décomposition des parties fibreuses et conglutineuses du sang. Dict. de l'Acad.)

» Il faut, pour les nuages suspendus dans les urines, examiner s'ils restent en haut; s'ils vont au fond, et quelle en est la couleur. Ceux qui se précipitent, ayant les couleurs que j'ai déjà tracées, sont bons; mais s'ils se précipitent ayant les mauvaises couleurs dont j'ai parlé, ils sont mauvais.

» Pour n'être pas trompé par les urines, examinez s'il n'y a point de maladie particulière à la vessie urinaire; car, dans ce cas, elles ne désignent que pour la vessie, non pour tout le corps, id. p. 41.

» Dans les affections de la vessie, on est sauvé, dit Hippocrate, tom. I, p. 48, *des Pro-*

quidem, ac sine febre ac dolore, nihil mali significat, sed lassitudinum solutio fit... Crassa verò urina albam subsidentiam habens, aut circa articulos dolorem, aut tumorem significat, id., p. 494 et 495.

A ces dernières maximes, qui sont relatives à la goutte, Hippocrate ajoute ces paroles remarquables, et qui, dans la bouche d'un tel maître, apprennent à mettre à leur juste valeur les vaines clameurs des opposans à cette opinion : *Cæterum ex his qui exactam ac certam prædictionum rationem prædicant, cum aliquibus ipse conversatus sum, cum aliquorum verò filiis ac discipulis rem contuli; quorumdam verò scripta accepi; quare cum probe sciam, qualiter quisque ipsorum sentiat, et exactas certitudines nusquam compererim, hæc scribere aggressus sum* ».

Il résulte de ce passage précieux, que, peu satisfait des assertions hasardées de son temps, des opinions exagérées de quelques *urinoscopes* d'alors, Hippocrate forma le dessein de tirer de ce chaos d'incertitudes et d'obscurités, des principes précis, des axiomes lumineux, et le code de la symptomatologie des urines.

Continuons nos citations. « *Urinam autem apparere opportet pro studiorum ratione et vinorum mutatione transeunte*, id., pag. 496.

Quamdiu fulva et tenuis fuerit, morbum incoctum esse significat, id., p. 457.

7

[library stamp]

nostics, on est sauvé par des urines purulentes avec un sédiment blanc et uni; mais si la douleur ne cède point à ces urines, si la vessie tendue ne se ramollit point, et si la fièvre persiste, il y a tout lieu de croire que le malade mourra dans les premiers jours de la maladie. Les jeunes gens, depuis 7 jusqu'à 15 ans, sont surtout exposés à finir ainsi.

Page 83, id., *des Prédictions*, il dit encore: « L'urine doit répondre à la quantité de boisson, couler d'un jet uniforme, vider complètement la vessie avec facilité, et avoir un peu plus de consistance que la boisson. Si elle est aqueuse et plus abondante que la boisson prescrite, c'est un signe qu'au lieu d'obéir, on boit davantage, ou que la nourriture ne prospère pas durant tout le temps que cette quantité surabondante d'urine persiste. Lorsqu'en sortant, elle fait un petit sifflement, c'est un signe de besoin de purgation ou de quelque maladie à la vessie; pisser du sang en petite quantité, sans fièvre et sans douleur, ne signifie rien de mauvais; c'est la terminaison des grandes fatigues. Mais si cela arrive souvent, ou s'il s'y joint quelque autre signe, c'est mauvais. On peut, s'il y a des douleurs ou la fièvre, annoncer qu'après le sang il viendra du pus, et que le malade en sera soulagé. L'urine épaisse ne déposant qu'un léger

Urina cineris specie, sine subsidentiâ, nec multâ, cui pauca quædam in medio vehebantur innatantia, dolores præcordii sinistri et lumborum significat, id., p. 868.

Geniture similis, est judicatoria pectinis affectionum. Nam hujusmodi urinæ talia sanant, quoniam neque flatu multo, neque stercore multo egresso evacuabantur, id., p. 802.

Quibus infernæ partes affliguntur pruritibus antea fortibus obortis, his arenosa urina fit et supprimitur, id., p. 570.

Urina siquandoque pura micta fuerit, quandoque subsidentam albam ac lævem habens, diuturnæ tales sunt et minus securæ quam optima urina. Si vero fulva ac tenuis fuerit urina multo tempore, periculum est ne sufficere homo possit, donec concocta fuerit urina. Et si aliàs superstitis futuri signa fuerint, his abcessum affore expecta ad locos intra septum transversum. In febribus si mutationes habeat urina, diuturnitatem temporis significat, et necesse est ægrotum mutari, et ad deteriora et ad alteram partem. Si urinæ ab initio non similes fuerint, sed ex tenuibus crassæ fiant et penitus tenues, tales ægre judicant ac inconstantes sunt, id., p. 442 et 443.

Ex rigore, cum capitis dolore, exolutiones perniciosæ, cruentæ in his urinæ, pravæ, id., p. 524.

sédiment, présage quelque douleur aux articulations avec tumeur ». (Le traducteur ajoute en note, qu'ici sans doute Hippocrate a voulu désigner la goutte.)

Dans la page suivante, Hippocrate établit comme un bon augure dans les légers abcès, « que l'urine corresponde au régime et au changement de vins ».

Page 131, id., *de la Nature de l'homme*, il dit : « Quand on voit dans les urines de petits filamens de chair, comme des cheveux, il faut croire qu'ils viennent des reins, et cela arrive aux goutteux. Ceux qui rendent l'urine claire, et de temps en temps comme du son qui surnage, ont des gales à la vessie ».

Hippocrate rend-il compte des épidémies, trace-t-il avec son pinceau exact le tableau de quelques maladies, jamais il n'omet le symptôme essentiel des urines. C'est ainsi que dans ses *Epidémies*, liv. I, p. 59, tom. II, après la description de plusieurs signes d'une phthisie catastatique, il dit : « On y voyait des sueurs partielles, continuelles... ; des urines claires, sans couleur, crues, en petite quantité, quelquefois épaisses, quelquefois sans sédiment ; ou si elles en déposaient, il était mauvais, cru, et ne venait point à temps.... : délire chez plusieurs, aux approches des derniers jours ».

Urinæ cum rigore supressæ malæ et convulsoriæ; spes autem in his est abcessus retro aures fore, id.

Quibus vesicæ duræ et dolentes.... solvit hos urina purulenta prodiens.... his vero non solutis.... ægrum vomiturum esse timor est. Fit autem hoc maxime a septem annis usque ad decimum quintum.... in urinæ stillicidio, volvulus accidens, septimâ die perimit, id., p. 464 et 468.

Subrubicunda subsidentiam non habens, sed in quod in medio innatat cum surditate, mentem emovet, id., 539 ».

Les aphorismes d'Hippocrate contiennent, sur les urines, les maximes suivantes : « *Quibus urinæ crassæ, grumosæ, paucæ, non sine febribus, ubi copia ex his secessit tenuis, prodest. Quibus in febribus urinæ conturbatæ velut jumenti, his capitis dolores adsunt aut aderunt Quibus septimâ die morbi judicantur, his nubeculam habet urina, quartâ die rubram. Quibus urinæ pellucidæ albæ, malæ. Maximè autem in phreneticis comparent. Quibus in urinâ crassâ existente carunculæ parvæ aut veluti pili simul exeunt, his de renibus excernuntur. Quibus in urinâ crassâ existente furfuracea quædam simul minguntur, his vesica scabie affecta est. Quibus in urinâ arenosa subsidunt, his vesica calculo laborat. Si quis sanguinem mingat et*

Parlant de quelques malades de fièvres automnales, qui réchappèrent, il dit, p. 60, id. : « Les urines étaient de belle couleur, limpides, mais en petite quantité ; avec le temps, elles prenaient de la coction, à l'époque de la crise ».

Page 62 : « Il y avait des ardeurs d'urine, sans vice dans les voies urinaires, mais provenant d'ailleurs ».

Page 64, id. Dans l'énumération des symptômes d'une fièvre rémittente, il n'oublie point de dire : « Les urines, pour l'ordinaire, ou claires, crues, sans couleur, donnant à la longue quelques signes de coction critique ; ou bien épaisses, mais bourbeuses, ne donnant point de sédiment, ne se séparant point, ne donnant aucun signe de coction, ou donnant peu de sédiment cru, mauvais ; enfin, tous les symptômes étaient de mauvaise espèce.... Ceux qui se sauvaient des plus grands dangers, étaient ceux en qui il se faisait des dépôts dans la voie des urines. Cela arrivait principalement aux enfans.... Les urines devenaient abondantes, épaisses, fort variées, rouges, mêlées de pus, douloureuses. Tous ceux-là échappaient ».

Page 70. En exposant la peinture des dyssenteries épidémiques observées à Thase, il dit : « Presque tous les malades rendaient les urines de belle couleur, claires, faisant quelque petit

grumos et urinæ stillicidium habeat, et dolor incidat in imum ventrem et ani ac scroti intercapedinem, partes circa vesicam affectæ sunt, id., p. 88 et 89. *Urina concocta adjudicationem febris solvit,* id., p. 534. *Hominis sani urina mane alba erit, et ante prandium rufa, pransi rursus candida, item ante cœnam rufa* ».

Dans le petit Traité tout substantiel, intitulé : *de Sanitate tuendâ ad Mecænatem*, Hippocrate, après avoir décrit les signes qui résultent des affections de la vessie, dit textuellement : « *Quoniam ostendi corporis sani et imbecillis* » *notas per urinam denuntiari, nunc*, etc. » Puis, qu'on dise que ce prince de l'École ne croyait pas aux pronostics tirés des symptômes de cette évacuation! Cette assertion est si fausse, qu'il n'y a pas une seule des observations de son *Popularium*, qui ne contienne avec détail et formellement, la mention de la nature des urines du malade cité; et qu'il dit précisément, dans son livre de *Victu acutorum*, pag. 305 : « *Conjectare verò ex urinis opportet id quod futurum est. Si enim crassiores ac pallidiores fuerint, meliores sunt; si verò tenuiores ac nigriores, deteriores* ».

Continuons les citations extraites de ses divins ouvrages, dont nous avouons que nous omettons la moitié, pour diminuer la longueur

dépôt, avec quelques selles bilieuses. Dans beaucoup d'autres, la maladie, après la crise, se terminait en dyssenterie, comme chez Xénophane et chez Crétias. Après avoir rendu beaucoup d'urines aqueuses, sans couleur, limpides, ils en eurent, après la crise, qui déposaient un bon sédiment, avec tous les autres signes d'une crise salutaire; ce qui est digne de remarque ».

Page 71. Trace-t-il le tableau de fièvres ardentes avec une funeste terminaison, il ne passe point sous silence que « les urines étaient noires, en petite qnantité, transparentes; » et page 72, dans le recensement de quatre sortes de terminaisons favorables à ces fièvres, il porte scrupuleusement en compte « des urines abondantes, avec beaucoup de sédiment de bonne nature; » et plus bas : « Dans les fièvres.... on est délivré par des urines épaisses, qui déposent, comme cela arriva à Hermippe de Clazomène ».

Dans ses observations de quatorze malades, on lit (toujours tom. II, pag. 78, *Epid.*) : Philisque, premier malade d'une fièvre aiguë. « Le troisième jour, urines noires... ; le quatrième, urines noires... ; le cinquième, les urines variées, avec nuages ronds, éparpillés, qui ressemblaient à de la semence virile... ; la nuit, urines brunes.... ; le seizième, il mourut ».

d'un *compendium*, qui, malgré ce soin, ne pourra être très-court. Nous avons vu tout à l'heure les qualités qu'exige Hippocrate pour l'urine d'un homme sain. Voici celles qu'il reconnaît dans celle d'un malade : « *Urina autem optima est quæ habet albissimam subsidentiam et levem et æqualem per totum tempus, donec judicatus fuerit morbus. Si sudore oborto, morbus deficiat et urina fulva albam desidentiam habens conspiciatur, his eadem die recidiva febris fiet atque hæc, quinta die, citrà periculum judicatur* ». Il ajoute, page 444, dans le même Traité (*de Judicationibus*) : « *Et si ex judicatione factâ, urinam rubicundam, rubram subsidentiam habentem minxerint, etiam his recidiva febris fit eadem die, et pauci ex hac servantur* ».

Nous choisirons encore quelques citations au milieu de celles qui se présentent sans nombre dans ce Code médical, qu'il semble que les médecins soient plutôt convenus de citer que de lire : « *In peripneumoniâ, crassæ in principio urinæ deinde attenuatæ, lethale,* id., p. 565. *Densæ et conturbatæ, certum signum sunt doloris capitis et convulsionis ac mortis*, id., p. 874 ». Il détermine ainsi les signes de l'urine de la plus mauvaise espèce : « *Albæ et tenues pravæ sunt; verum his deteriores sunt furfuraceæ.*

Silène, second malade de fièvre à la suite d'excès de vin et des femmes. « Le premier jour, urines noires, qui faisaient un dépôt brun; le deuxième jour, urines brunes; le troisième jour, urine bourbeuse; le cinquième, urines claires, transparentes, en petite quantité....; le sixième, urines arrêtées.....; le septième, pas une goutte d'urine....; le huitième, urines cuisantes, mordantes......; le neuvième, de même....; le dixième, les urines étaient fréquentes, déposant un sédiment épais comme du son d'orge, blanchâtre; le onzième, mort.

Hérophon, troisième malade d'une forte fièvre. « Urines claires, brunes au commencement....; le troisième jour, les urines étaient de meilleure couleur, avec un peu de sédiment.....; le quatorzième, guéri ».

La femme de Philinus, quatrième malade, avait une fièvre puerpérale. « Peu d'urines, claires, point colorées dans les premiers jours... Le onzième jour, elle rendait, durant les convulsions, beaucoup d'urines, souvent sans que ceux qui la servaient le sussent. Elles étaient épaisses, blanches, comme elles sont quand on les remue après un long séjour dans le pot. Elles ne déposaient point; on les eût prises pour des urines de jument..... Le vingtième jour, mort ».

Nubeculæ quæ feruntur in urinis albæ, quidem bonæ; nigræ verò, malæ. Quandiu verò fulva fuerit urina et tenuis, morbum incoctum esse significat.... lethaliores autem sunt urinæ et fœtidæ et aquosæ et nigræ et crassæ, et tum in viris, tum in mulieribus nigræ urinæ pessimæ sunt; in pueris autem aquosæ..., id., p. 457. »

Voici quelques citations éparses dans le second volume de cette œuvre immortelle, et nous les extrayons plutôt pour prouver que cette opinion fût constamment celle d'Hippocrate dans chacun de ses ouvrages, que pour ajouter quelque force à l'autorité des citations déjà faites: « *Urina succo carnium bubularum assatarum similis, in nephritide*, tom. II, p. 217. *Vetus ad fomentum uterorum*, p. 563. *Velut asinina in puerperi purgamentis non facile procedentibus*, p. 552. *Propter humores ammixtos salsuginosa fit*, p. 157. *In dorsali morbo, tertiâ aut quartâ die, hominem moriturum significat*, p. 81. *In renum morbo urina vix prodit, præ pituositate et crassitudine suâ, et si siveris ipsam ad modicum tempus depositam donec desederit, videbis desidentiam crassam velut farinam, et si quidem bilis prævaluerit, subfulvam ipsam videbis. Si vero a pituitâ fuerit morbus, alba et crassa erit*, p. 218. *Rubra uteris ad stomacum alapsis*, page 420. *Urina tauri ad conceptum muliebrem*

La femme d'Épicrate, cinquième malade, fut prise, à la fin de sa grossesse, d'un froid violent. « Le troisième jour, elle accoucha d'une fille....; le second jour après ses couches...., urines brunes, claires....; le onzième, l'urine était d'une bonne couleur avec sédiment....; le quinzième, urine épaisse avec sédiment blanc.... ; le vingt-unième, urines épaisses, bourbeuses, rougeâtres, sans sédiment....; le vingt-septième, les urines déposaient.....; le quatre-vingtième jour, guérie ».

Cléonatide, sixième malade, fièvre anomale. « Vers le trentième jour, les urines étaient blanches, point entièrement sans couleur..... Vers le quarantième, il rendit des urines un peu rouges, qui déposaient beaucoup de sédiment très-rouge. Les urines varièrent, tantôt avec, tantôt sans sédiment..... Le soixantième, beaucoup de sédiment aux urines, doux, uni, blanc.... Les urines ne coulaient pas abondamment, mais la couleur en était belle.... Le quatre-vingtième, le sédiment des urines fut rouge ; guéri ».

Méthon, septième malade également de fièvre. « Le quatrième jour, urines brunes avec un nuage brun, éparpillé ; le cinquième, urines claires, brunes.... ; guéri ».

Érasine, huitième malade, fièvre après sou-

cum artemisiâ idoneum, page 412. *Humana ad uterorum os fovendum*, p. 363. *Urina vetus cum ferri recrementis ad imprægnationem*, p. 490. *Bubulæ in purgandis mulieribus*, p. 514. *Urinæ stillicidium*, p. 179, 611, 614 et 684. *Urinæ crassiores ac pallidiores, meliores*, p. 305. *Quibus in principio tenues urinæ, ne purgato*, p. 304. *Quæ mutationes habent, temporis diuturnitatem significant*, p. 306. *Unde difficultas urinæ*, p. 37 et 111. *Quibus in principio nebulosæ aut etiam crassæ sunt, tales depurgare opportet*, p. 304. *Quænam urinæ sint maturæ*, p. 312. *Tenuiores ac nigriores, deteriores*, p. 305. (*Quomodo morbos ostentant*) tom. I, p. 13; *indicant morbos, aut ægre, aut facile judicandos*, id., p. 700). *Stillicidii in mulieribus curatio*, tom. II, p. 400. *Quæ curationem indicant*, id., p. 305. *Crassam efficit urinam bilis in vesicam confluens*, p. 33. *Urinam cientià in ventre et citò calefiunt et calefacta marescunt ac liquescunt*, p. 193. *Ciens urinam potio frigefaciens ac sitim sedans*, p. 119. *Quænam cient urinam*, p. 192. *Cientes urinam succi quinam sint ?* p. 227. *Cientia urinam ac bilem peralvum trahentia*, p. 120. *Urinam quæ cient, sicca sunt ac frigida*, p. 194 ».

La plupart de ces dernières citations sont prises dans le second volume ; nous retournerons au premier pour y puiser un texte plus formel en-

per. « Délire, urines noires avec des nuages ronds.... ; convulsions, mort ».

Le neuvième malade, mort le deuxième jour, paraît avoir été suffoqué par un accès de goutte.

Le dixième malade est un Clazomentin, pris tout à coup d'un grand chaud et d'une surdité subite. « Le onzième jour, urines claires, de brune couleur, avec quantité de nuages éparpillés.... ; le seizième, les urines avaient un peu de consistance ; elles déposaient un peu... ; le dix-septième, elles devinrent claires.... ; le vingtième, il fut jugé.... ; le trente-unième, les urines devinrent épaisses, les parotides s'affaissèrent.... ; le quarantième, guéri ».

Onzième malade, la femme de Dromiade ; fièvre puerpérale ; mêmes urines que la quatrième malade ; même issue.

Le douzième malade le fut d'avoir trop bu ayant *grand chaud*. « Le premier jour, urines d'abord épaisses, rouges, sans sédiment.... ; le cinquième, urines tenues, huileuses, abondantes.... ; mort le onzième ».

La treizième malade est une femme enceinte de trois mois, prise d'une forte fièvre. « Le quatrième jour, urines blanches, sans bonne couleur.... ; le sixième, urines avec sédiment ; le quatorzième jour, guérie ».

Mélidie, quatorzième malade, mal de tête,

core, et qui offre comme le code du jugement par les urines, comme l'abrégé des indications seméïotiques qu'elles présentent à celui qui sait lire dans cette fidèle analyse des fonctions corporelles. Hippocrate les a consignés dans celui de ses ouvrages qui est regardé comme le plus authentique, et qu'il semble avoir écrit avec le plus de complaisance, dans ses *Coac. prœnot.* Voici ce qu'on lit, p. 580 : « *Urina in breve albam habens et lævem subsidentiam firmatam, celerem dimissionem significat. Celerem etiam ea quœ ex indiscreta, pinguedinem quamdam habens, exaquescit. At subrubra et subsidentiam subrubram habens et lævem, siquidem ante septimam diem prodeat, septimâ die liberat. Post septimum verò tardius, aut omnino post tempus aliquod diuturnius. Et quæ in quarto die nubeculam subrubram habet, septimo liberat, si reliqua juxta rationem habeant. Cœterum tenuis et biliosa, et vix tenuem ac exiguam subsidentiam habens, et quæ ad melius, ac deterius mutatur, diuturna est. Hœc autem diutius consequens, aut temporis diuturnitate circà judicationem trahente, periculo non vacat. Aquosa verò et alba perpetuo, in diuturnis morbis difficulter judicat, et secura non est. Nubeculœ in urinis albœ quidem et inferne, commodœ sunt: rubicundœ verò, et nigrœ ac lividœ difficiles sunt. Periculosa*

de cou et de poitrine ; grosse fièvre. « Les urines, durant toute la maladie, furent d'une bonne couleur, mais en petite quantité.... Le septième jour, les urines déposaient un sédiment blanc, uni. Guérie le onzième jour ».

Le troisième livre *des Épidémies*, contient vingt-huit histoires de maladies, où sont notées avec le même scrupule, la couleur, la consistance des urines.

Nous nous sommes proposé de nous abstenir de commentaires ; mais les réflexions naissent en foule et comme spontanément, à la lecture du retour continuel de cette phrase : « Les urines, *au temps de la crise*, deviennent blanches, offrent un sédiment : Les urines deviennent épaisses, un peu rouges, blanchissant dans le bas ». Il est impossible de ne pas acquérir la conviction de l'instruction fournie par ce précieux symptôme, quand on remarque constamment que la guérison ou la mort suivent infailliblement, suivant qu'il y a ou qu'il n'y a pas crise par les urines. Pour ne pas allonger inutilement et par des redites, une compilation qui deviendrait fastidieuse, mais que nous regrettons pourtant de ne pas extraire entièrement, nous invitons nos lecteurs à recourir à la méditation du *Popularium* d'Hippocrate, dont les leçons sont d'autant plus sûres et appli-

urina est biliosa, non subrubra, in acutis; et quæ crassiores farinæ partes refert, albas habens subsidentias: et quæ varia est colore ac subsidentiâ, et maxime in fluxionibus de capite. Periculosa est et quæ ex nigrâ in tenuem biliosam transmutatur: et quæ ex subsidentiâ divellitur; et quæ ex compactis quibusdam innatantibus, subsidentiam habet sublividam, limosam. Num ex talibus præcordium dolent? dextrum arbitror, aut etiam cum virore pallidi fiunt? Aut abcessus circa aurem dolentes? His paululum erumpens alvus, perniciosa est.

Urinæ quæ derepente citra rationem paulatim concoquuntur, malæ sunt; et in summâ, quæ citra rationem matura est, in morbo acuto, mala est. Mala est etiam valde rubicunda ex his, florulentiam æruginosam continens. Alba verò et diffusa pellacida urina, mala est; maxime, si in phreneticis comparet. Mala est quoque quæ post potum cito mingitur, et præsertim pleuriticis ac peripneumonicis. Mala est et quæ ante rigorem oleosa mingitur. Malæ sunt et in acutis viridentis palloris, non existentes in colore. Perniciosa est urina nigram subsidentiam habens, et nigra. In pueris verò tenuis, magis quàm crassa. Verum in tenuibus vice versa quàm in crassis, et grandinosa. Perniciosa etiam est omnis quæ latenter mingitur; et peripneumonicis perniciosa

cables, que toujours ce médecin détermine le genre de la maladie dont il expose les symptômes. Autres sont les urines d'un fiévreux, d'un ictérique, d'un frénétique, d'un goutteux; autres celles d'un hydropique, d'un hypocondriaque, d'un phthisique, d'un pleurétique, d'un pestiféré; est-il rien de plus précis, de plus déterminé que ce qu'il dit de l'état des urines dans cette dernière maladie, p. 108, tom. II. « Les urines coulaient en quantité, beaucoup plus abondantes que la boisson; mais elles étaient d'un fort mauvais caractère. On n'y voyait rien d'épais; point de signes de coction. *Or; la purgation par les urines est ordinairement de la plus grande utilité.* Elles donnaient au contraire, chez la plupart, des signes de colliquation, de trouble, de travail et de crudité ».

Page 131, de ses Aphorismes immortels, Hippocrate n'hésite point à dire que les *urines*, les déjections, les sueurs, font connaître à la manière dont elles viennent, la briéveté ou la durée des maladies. Mais c'est surtout dans le livre IV de ces précieuses Maximes, page 151 et suivantes, qu'il a érigé en préceptes les sentences suivantes : « Dans les fièvres, les urines qui, après avoir été épaisses et avoir coulées en petite quantité, deviennent abondantes et claires, sont bonnes. Cela arrive surtout quand elles

est quæ in principio quidem cocta est, post quartum verò diem attenuatur. Pleuriticis urina cruenta, caliginosa, cum subsidentiâ variâ, indiscretâ, lethalis et plerumque in quatuordecim diebus. Lethalis est item in pleuriticis brevi prasina, nigram subsidentiam habens, aut sufuraceam. Verum in febre ardenti stupefactorio modo detentis, pessima est urina valde alba. Urina cruda multo tempore manens, aliis signis salutaribus, abscessum et dolorem significat, et magis in partibus sub septo-transverso. Si verò dolores in lumbis oberrarint, ad coxam, et in febre, et sine febre. At quæ emittitur urina, pinguedinem habens in subsidentia, febrem significat. Cruenta vero in principio micta, diuturnam : turbata cum sudore, recidivam, alba velut jumentorum, capitis dolorem : pelliculosa, convulsionem.

Quæ sputo similes subsidentias, aut limosas habet, rigorem indicat ; quæ aranei telis similes, colliquationem. At in febribus erroneis nigræ nubeculæ, quartanam indicant. Decolores autem, nigra inattantia in medio habentes, cum vigiliis et turbatione, phrenetidem : pulverulentæ cum spirandi difficultate, aquam intercutem. Urina aquosa aut turbata friabili asperitate, alvum liquidam fore significat. Verum tenuis valde urina si densa fiat, num sudorem futurum indicat? Jam vero factum, spumosa in seipsam confidens.

déposent dès le commencement de la maladie, ou bientôt après.

» Quand, dans les fièvres, on rend des urines troubles comme celles des jumens, ou l'on a mal de tête, ou il viendra bientôt.

» Dans les maladies qui doivent être jugées le septième jour, les urines donnent, le quatrième jour, un nuage rouge, et le reste à l'avenant.

» Les urines blanches, limpides sont mauvaises. On les observe telles, surtout dans les frénésies.

» Les hypocondres élevés, borborisans, avec des douleurs aux lombes, annoncent que le ventre s'humecte, à moins qu'on ne rende des vents, ou qu'il n'arrive un flux d'urine. Ceci s'observe dans les fièvres.

» Quand on craint un dépôt sur les articulations, l'écoulement abondant d'urines épaisses et blanches, telles qu'on commence quelquefois de les rendre le quatrième jour des fièvres qui sont avec sentiment de lassitude extrême, délivre du dépôt. On est aussi délivré bientôt par une hémorragie du nez.

» Rend-on du sang ou du pus par les urines, signe d'ulcère aux reins ou à la vessie.

» Quand dans des urines épaisses, il y a des matières comme des fibres charnues, ressemblant à des cheveux, cela vient des reins

In tertianis cum horrore velut nubeculæ nigræ, horroris inconstantis indicia sunt. Et pelliculosæ urinæ, et cum horrore subsidentes, convulsoriæ sunt. Urina bonam habens, dolorem et mutationem significat. At subsidentiam habens, turbata desinens, rigorem circà judicationem : fortassis autem et in tertianam aut quartanam transitionem. In pleuriticis urina subrubram habens lævem subsidentiam, securam judicationem significat. Cùm levi virore ac pallore florulenta, albam subsidentiam habens, etiam celerem. At rubicunda valde et florulenta, subsidentiam cùm virore pallidam, lævem, sinceram habens, diuturnum valde turbulentum morbum qui in alium transmutatur, non tamen perniciosum. Alba verò aquosa, subsidentiam crassas farinæ partes referentem, fulvam habens, dolorem et periculum significat : et quæ cùm virore pallida est fulvam, crassas farinæ partes referentem subsidentiam habens, tempus et periculum significat. Urinæ quæ in his qui juxta aures abscessus habent, cito et modice concoquuntur, malæ sunt, et perfriggerari hoc modo, malum est. Vesica intercepta tùm alius, tùm cum capitis dolore, habet quid convulsarium. Quæ in his cum torpore exolvuntur, difficilia sunt, non tamen perniciosa. Num et aliquantum mente moventur ? Renum dolor repentinus, cùm urinæ suppressione, calculorum

» Quand avec des urines épaisses, on rend comme du son, il y a des gales à la vessie.

» Lorsque l'on pisse le sang sans effort, c'est un signe de déchirure dans quelque petit vaisseau des reins.

» Ceux qui rendent du gravier avec les urines, sont attaqués de la pierre.

» Quand on pisse du sang, qu'on rend des caillots, qu'on est sujet à des transguries avec des douleurs à l'hypogastre, qui s'étendent au périnée, la vessie est malade.

» Si l'on pisse le sang ou le pus, si l'on rend des petites écailles, et si l'urine est fétide, ce sont des signes d'ulcère à la vessie.

» Quand il se fait des tumeurs à l'urètre, l'on guérit par la formation du pus, et par la rupture de l'abcès.

» Des urines abondantes dans la nuit, sont une suite de peu de selles ».

Page 170, id., il dit : « Dans les fièvres, les sédimens de l'urine qui ressemblent à des grumeaux d'orge mal moulu, annoncent la longueur de la maladie.

» Les sédimens bilieux, avec des urines claires dans le haut, désignent la violence du mal.

» Les urines qu'on nomme séparées, qui sont crues, dans lesquelles on aperçoit divers grumeaux, désignent un grand désordre dans tout le corps.

aut urinarum crassarum mictionem significat. Tremores senioribus in febre fiunt, atque sic comparentes, fortassis calculos per urinam ægris ejiciunt. Urinæ suppressio, et gravitas, et gravitasin imo ventre, plerumque stillicidium urinæ significat futurum. Sin minus, alium morbum ex quo ægrotare solet in biliosis urinæ interceptio; brevi occidit. Urina in febre densitatem habens divulsam, recidivam aut sudorem significat. In febribus longis, tenuibus, erroneis, urinarum mictiones, splenicæ sunt. In febre alias aliarum urinarum mictiones morbum producunt. Urinæ quæ minguntur non à recordantibus, nec commonefactis, perniciosæ sunt. Num his minguntur velut si subsidentiam conturbasses? Quibus urinæ paucæ, grumosæ, non sine febre, copia ex his progressa tenuis prodest. Prodit autem talibus ab initio, aut brevi subsidentiam habent, hi citò judicantur. Comitiali morbo laborantibus urinæ tenues ac crudæ, præter morum, sine repletione, morbi invasionem significant. Summum humerum, aut collum, aut dorsum incidat, aut torpor corporis fiat, aut turbulentum insomnium viderit. Parva comparere, veluti sanguinis stillas, et urinam, et vomitum, et alvi, egestiones, penitùs quidem malum est, pessimum verò, si propinquè inter se prodeant.

Nous bornerons ici les citations latines, qu

nous n'avons produites que pour ceux qui se plaisent dans la lecture de cet idiome; mais qui seraient fastidieuses pour les autres, si nous les prolongions davantage. La traduction française n'offrant pas le même inconvénient, nous lui donnerons encore quelque étendue.

» Les urines sur lesquelles on voit des bulles qui s'y soutiennent, désignent quelque vice des reins, et que la maladie sera longue.

» Les urines sur lesquelles on voit beaucoup de matières grasses, désignent quelque mal aigu dans les reins.

» Lorsque les signes précédens se montrent avec des douleurs aux reins et aux muscles de l'épine, si les douleurs se portent au-dehors, attendez-vous à un abcès à l'extérieur; mais si les douleurs sont profondes, le dépôt se fera intérieurement ».

Page 251, id., *Traité des Crises*, Hippocrate dit : « La meilleure des urines est celle qui dépose un sédiment blanc et uni, jusqu'à ce que la maladie soit jugée : c'est signe qu'il n'y a point de danger, et que le mal ne sera pas long.

» Si la maladie cesse, la sueur venant, et qu'on observe dans l'urine un sédiment blanc, la fièvre, dans ce cas, revient le même jour, et se juge sans danger le cinquième jour définitivement ».

Page 254, id., il ajoute : « La coction dans les urines qui se cuisent peu à peu, et qui sont cuites aux jours critiques, termine la maladie.

» Il faut comparer ce qui les concerne, à ce que nous voyons dans les plaies. Si les plaies se purgent par un pus blanc, c'est signe de proche guérison. Si, au contraire, il est trouble, sanieux, elles prennent une mauvaise tournure. Tirez même présage des urines. Si, après le travail de la crise, elles deviennent claires, il faut examiner la cause de la maladie; et si les urines continuent d'être claires durant qu'elle s'apaise, ou même qu'elle a disparu, croyez que la maladie ne se terminera pas, quoique même les autres signes soient tels qu'il convient... »

Page 255 : « Les urines qui ne sont pas claires quand on les rend, quoique le sédiment en soit blanc et uni, annoncent que la crise sera plus longue, et moins sûre que lorsque l'urine est bonne. Si elles sont rougeâtres, et le sédiment rougeâtre aussi, quoique doux, la crise sera encore plus longue, mais très-salutaire.... »

Idem. « L'urine qui tantôt est claire, et qui tantôt dépose un sédiment blanc et égal, persiste dans cet état pendant plus de temps que ne dure celle qui est bonne ; si elle est rousse et claire durant long-temps, il est à craindre que le malade ne puisse pas suffire jusqu'à ce qu'elle soit cuite....

» Dans les fièvres, les urines changeantes désignent la durée du mal, et le malade affaibli, se trouvera nécessairement tantôt pire, tantôt mieux ».

Page 256 : « Si les urines sont d'abord inégales, et deviennent épaisses, de claires qu'elles étaient, puis redeviennent claires, et persistent, la crise est difficile et peu sûre ».

Page 258 : « Toutes les fois que la fièvre s'arrête sans signes critiques, aux jours non critiques, et même lorsque la sueur survient à la fin de la fièvre, quoique l'urine fasse un dépôt blanc, si en sortant elle est rousse, attendez-vous au retour de la fièvre le jour même; mais ces retours sont sans danger, et se jugent le cinquième jour ».

Page id. : « Si après la crise, l'urine, en sortant, est rouge, et si elle dépose un sédiment rouge, on tombe en rechute de la fièvre le même jour, et peu se sauvent ».

Page id. : « Si l'urine est épaisse, blanche, telle que celle qui, au quatrième jour, préserve des dépôts dans les fièvres, avec de grandes lassitudes, il survient quelquefois, au quatrième jour aussi, une hémorragie du nez qui ne termine pas la maladie ; la guérison se fait en rendant du pus ».

Page 260 : « Dans l'hydropisie, l'écoulement des eaux, au moyen des veînes, par les urines ou par les selles, est guérison ».

Page 266 : « Dans l'ictère aigu, la peau tire sur le vert, comme la peau des lézards verts ; le sédiment des urines est à peu près de même couleur, roux comme les orobes ».

Page 271, liv. Ier. *des Prédictions*, on lit : « Rendre son urine sans le sentir, c'est mortel. L'urine est-elle pareille à celle des malades, quand on en trouble le sédiment ; c'est à examiner ».

Idem : « La surdité et les urines rouges sans sédiment, mais avec quelques nuages, annoncent le délire ».

Page 272 : « S'il se fait des nuages dans l'urine, après la disparution de douleurs à la cuisse, signe de délire dans ceux qui ont des bourdonnemens d'oreille ».

Idem : « Dans les maladies aiguës, l'urine noire est mauvaise ».

Page 273. « La suppression des urines, à la suite du froid dans les maladies aiguës, est très-mauvaise ».

Id. « Dans les maladies bilieuses-aiguës,

les urines blanches, écumeuses, bilieuses, sont mauvaises ».

Id. p. 274. « La difficulté d'urine est mauvaise et aussi les efflorescences rouges ou vertes qui surnagent au-dessus de l'urine. Il est mauvais encore de la rendre en petite quantité, goutte à goutte ».

Page 286. « Si les urines s'arrêtent avec des frissons, mauvais signe ; surtout s'il y a assoupissement, faut-il s'attendre à quelque dépôt autour des oreilles.

» Des urines bourbeuses, qui déposent un sédiment boueux et brun, sont mauvaises. Désignent-elles quelque affection des hypocondres? je crois que c'est du côté droit ».

Dans les *Prénotions Coaques*, on lit les sentences suivantes : p. 290. « Suppression d'urine après le froid, très-mauvais ; » plus bas il ajoute : « surtout s'il y a de l'assoupissement. On peut cependant espérer un dépôt à l'entour des oreilles ».

Id. « La douleur au gras des jambes est de mauvais augure, et présage l'aliénation d'esprit, surtout si les nuages de l'urine restent suspendus ».

Page 294. « Des froids au dos suivis du chaud, annoncent une suppression d'urine douloureuse ».

Page 304. « Dans la léthargie, l'urine est comme celle des chevaux ».

Page 333. Id. « On est délivré des convulsions, s'il survient promptement un flux abondant d'urines ».

Page 337. « Quand dans les maux des pleurétiques.... l'urine coule abondamment, c'est bon ».

Page 250. « Abonder en eaux, avoir la fièvre, ne rendre que peu d'urines et troubles, c'est mortel ».

Page 354. « Ceux dont les parties inférieures se trouvent affectées à la suite de démangaisons violentes, auront l'urine sablonneuse, ou bien elle se supprimera ».

Mais c'est surtout le chapitre 4, du livre III, *des Coaques*, p. 371, qui contient le tableau le plus racourci de la symptomatologie des urines, et c'est par lui que nous terminerons cet extrait déjà long, et dans lequel, malgré notre soin à les éviter, nous avons inséré des répétitions qui ne se trouvent que trop fréquentes dans l'original grec et ses deux traducteurs.

Sentence première. « L'urine des fiévreux, qui dépose constamment un sédiment blanc et uni, annonce guérison prochaine.

» La guérison est prochaine aussi, lorsque l'urine, qui est trouble en sortant, devient aqueuse et claire, avec une légère toile graisseuse qui surnage.

» Mais, si l'urine est rouge, et si elle dépose un sédiment rouge et uni avant le septième jour, elle annonce la guérison pour le septième. Si c'est après le septième, le mal sera long, peut-être même très-long.

L'urine qui fait des nuages rouges le quatrième jour, délivrera au septième, pourvu que les autres signes concourent.

L'urine claire et bilieuse qui donne à peine quelque sédiment, et qui change tantôt en mieux, tantôt en pire, désigne la longueur du mal. Quand les changemens sont éloignés, et qu'il en arrive au temps de la crise, ce n'est pas sans danger.

» L'urine aqueuse et continuellement blanche dans les maladies chroniques, rend la crise difficile et point sûre.

» Les nuages dans l'urine, s'ils sont blancs et vont en bas, sont bons; funestes, s'ils sont rouges et noirs, et livides.

» L'urine bilieuse est mauvaise, à moins qu'elle ne tire sur le rouge; et celle qui, étant comme chargée de son, dépose un sédiment blanc, et toutes celles dont la couleur et le sédiment sont mélangés, surtout chez les personnes qui ont des fluxions à la tête.

» L'urine annonce du danger, quand de noire elle devient claire et bilieuse, et que son sédiment est grossier.

» L'urine est mauvaise aussi, quand son sédiment est grossier.

» L'urine est mauvaise aussi, quand son sédiment est en grumeaux livides. Est-elle alors signe de douleurs à l'hypocondre ? Je pense que ce sera à l'hypocondre droit. La bile du malade s'exaspère-t-elle ? et y aura-t-il quelque parotide ? S'il arrive bientôt un cours de ventre, l'on meurt.

» Les urines cuites un peu, et hors de propos, ne méritent point d'attention, et généralement toute coction, hors de propos dans une maladie aigüe, est mauvais signe.

» L'urine aussi n'annonce rien de bon, quand elle passe de la couleur rougeâtre à des efflorescences verdâtres.

» L'urine blanche et transparente, quand on la rend, est mauvaise; on la rend telle, surtout dans la frénésie.

» Elle est mauvaise aussi, quand elle suit de près la boisson, surtout dans la pleurésie et la péripneumonie.

» L'urine est mauvaise quand, avant le froid, on la rend huileuse.

» Mauvaise aussi quand, dans les maladies

aiguës, on la rend verdâtre, non à sa surface seulement.

» L'urine est mortelle quand elle est noire, et son sédiment aussi. Dans l'enfance, l'urine claire est plus mauvaise que l'épaisse.

» Les urines claires qui se brouillent ensuite, et font des grumeaux; celles aussi qui présentent, en les rendant, comme des grains de grêle ou comme de la semence virile, sont mauvaises.

» Uriner sans le sentir, est toujours mauvais signe.

» Dans les péripneumoniques, l'urine cuite dès le commencement, est un signe mortel; elle devient claire après le quatrième jour.

» Chez les pleurétiques, l'urine sanguinolente brune, dont le sédiment est mélangé, dans lequel sont confondues des matières de *diverses couleurs ou grosseurs*, annonce communément la mort pour le quatorzième jour.

» Elle est prochainement mortelle aussi pour les pleurétiques, quand elle est verte, et qu'elle dépose un sédiment noir, ou comme du son.

» Dans la fièvre ardente, avec assoupissement, l'urine très-blanche, très-claire, est très-mauvais signe.

» L'urine crue, qui se soutient telle pendant

long-temps, si les autres signes sont pour le recouvrement de la santé, annonce quelque dépôt ou du travail, principalement dans les maladies situées au-dessous du diaphragme; des douleurs vagues aux lombes, se fixent à l'ischium avec fièvre ou sans fièvre.

» L'urine qui sort d'un jet fort, et qui dépose des matières grasses, annonce la fièvre.

» L'urine sanguinolente dès le commencement, annonce la longueur du mal; l'urine trouble qui ne fait pas de dépôt, la récidive; l'urine blanchâtre comme celle des jumens, les maux de tête; celle où l'on voit des filamens comme des membranes, la convulsion.

» L'urine qui dépose un sédiment bourbeux, ou comme des crachats, est signe de frisson.

» L'urine où l'on voit comme des toiles d'araignée, est signe de dépérissement.

» Dans les fièvres erratiques, l'urine noire annonce qu'elles se changeront en quartes.

» Les nuages suspendus sans couleur dans les urines noires, avec trouble et insomnie, annoncent la frénésie.

» Les urines couleur de cendre, avec difficulté de respirer, annoncent l'hydropisie.

» L'urine aqueuse ou chargée d'un dépôt âpre et rude, annonce le dévoiement.

» L'urine qui de claire devient épaisse, annonce-t-elle des sueurs ? Et celle qui est chargée d'une écume qui se dépose, vient-elle après la sueur ?

» Dans les fièvres tierces avec frissons, l'urine qui a comme des nuages noirs, annonce que les frissons ne sont pas réglés.

» Les urines dans lesquelles on voit comme des membranes, si elles sont supprimées avec le froid, annoncent des convulsions.

» Si l'urine qui donnait un bon dépôt, cesse promptement de le donner, c'est signe de travail ou de changement dans la maladie.

» Lorsque l'urine qui déposait, se trouble et s'arrête, cela annonce des frissons dans la crise; peut-être aussi un changement en fièvre tierce ou quarte.

» Dans les pleurétiques, l'urine un peu rouge, qui dépose un sédiment uni, annonce une crise salutaire.

» Si l'urine est un peu verte, de belle couleur, faisant un sédiment blanc, la crise est prochaine.

» Mais celle qui est rouge, d'un beau rouge, faisant un sédiment vert, uni, bien net, annonce que la maladie sera longue, pleine de troubles; qu'elle dégénérera en une autre, mais qu'elle n'est pas mortelle.

» L'urine claire, aqueuse, déposant un sédiment roux et rude comme du son, annonce des troubles et du danger; et celle qui est verdâtre, dont le sédiment est pareillement comme du son, annonce que la maladie sera longue et dangereuse.

» L'urine cuite promptement et peu, chez ceux qui ont des parotides, est mauvaise. Des frissons survenant dans cet état, sont funestes.

» Quand la vessie se ferme, si d'ailleurs il y a mal de tête, c'est convulsif. L'assoupissement qui la fait rouvrir est mauvais, non mortel. Cela menera-t-il au délire?

» La douleur des reins, qui vient subitement avec suppression d'urine, annonce qu'on rendra des pierres ou une urine très-épaisse.

» Les tremblemens chez les vieillards, avec la fièvre et les symptômes énoncés *dans la sentence précédente*, seront peut-être suivis de quelque éjection de pierres avec les urines.

» L'interception des urines, avec sentiment de pesanteur au bas-ventre, annonce communément la strangurie, ou bien quelque maladie à laquelle on est sujet.

» Dans la passion iliaque, l'interception de l'urine annonce la mort très-prochaine.

» Dans la fièvre, l'urine épaisse, inégale, annonce une rechute ou des sueurs.

» Dans les fièvres longues, petites, erratiques, les urines claires désignent que la rate est affectée.

» Dans la fièvre, le fréquent changement des qualités des urines, annonce qu'elle sera longue.

» Quand les malades urinent sans s'en souvenir, c'est mortel; leur urine est-elle comme celles dont on troublerait le sédiment?

» Ceux qui ont la fièvre et rendent les urines bourbeuses, en petite quantité, s'ils viennent à en rendre beaucoup *et claires*, se trouvent mieux. C'est dès le commencement *de la maladie* que sort la première urine, l'*épaisse*, ou celle qui dépose bientôt.

» Ceux dont l'urine donne bientôt le sédiment, sont bientôt jugés.

» Chez les épileptiques, ou *les personnes menacées d'épilepsie*, l'urine claire et moins cuite que de coutume, sans qu'ils aient mangé au-delà de l'ordinaire, annonce une attaque d'épilepsie, surtout s'il arrive quelque douleur ou quelque spasme à l'acromium, au cou ou au dos, ou un engourdissement de tout le corps, ou quelque songe effrayant.

» L'excrétion, en petite quantité, et comme goutte à goutte, soit de l'urine, soit des selles, soit du vomissement, est toujours mauvaise, et d'autant plus que cela se répète plus souvent ».

Hippocrate n'est point le seul qui ait émis sur

les urines une opinion aussi formelle. Avicenne et Galien affirment qu'il n'y a pas de moyen plus assuré que les urines, pour connaître les causes, l'état, la différence des maladies, de même que le tempérament de l'un et l'autre sexe. Willichius n'hésite point à dire qu'il se croit obligé, en conscience, de dire que la connaissance des urines est la plus considérable partie de la Médecine. Gordonius conseille de considérer plutôt les urines que le pouls. Pline veut que l'on observe les urines, non-seulement par raison, mais par un devoir de religion, pour connaître *les signes de santé ou de maladie.* Avicenne a depuis exprimé la même pensée, en écrivant la manière dont se fait cette sécrétion : *Per meatum a dextrâ propellitur, ut boni, vel mali, sit significativa.*

Isaac, qui nous dit que l'urine est l'expression des humeurs dont le sang est composé, la compare au petit lait qui se forme par la coagulation du lait. Ægidius a rendu la même idée par le distique suivant :

« *Ut de lacte serum, se limpidus eliquat humor,*
» *Sic liquor urinæ de massâ sanguinis exit* ».

Willis et Bellinus affirment que les urines sont le résultat des humeurs répandues dans le corps. C'est, disent-ils, le sérum du sang qui, circulant avec lui par tout le corps, doit en rapporter l'indication de ses maladies. Willis ajoute à cette opinion, que cette liqueur est quelquefois portée directement de l'estomac à la masse du sang par les rameaux de la veine-porte, sans suivre le long circuit de la circulation, et que c'est ce qui donne ces urines pâles, crues et aqueuses, qui ne sont point critiques.

C'est cette raison qui doit engager à n'examiner que les urines rendues le matin, et à attendre qu'elles aient laissé déposer les substances qu'elles tiennent en suspension. On doit aussi, dans le jugement qu'on en porte, tenir compte des alimens, des médicamens, des boissons qui ont pu en modifier, altérer, décider la consistance, la couleur, l'odeur, la saveur, comme les asperges, les figues-d'inde, les choux, la rhubarbe, les cantharides, la térébenthine, etc. Elle se colore aussi diversement selon les passions, en santé, et les crises en maladie.

Nous bornerons ici nos citations que quelques lecteurs peut-être auront trouvées prolixes, lorsque d'autres seront tentés de les accuser d'insuffisance. Que répondre, cependant, à des textes aussi précis, à des préceptes aussi formels, établis par celui entre les mains duquel le sceptre de la Médecine semble avoir été transmis par la suite des siècles ; qui n'a pu être dépossédé de son trône par aucun de ses successeurs, dont chacun semble, au contraire, avoir consacré par de nouveaux suffrages, la légitimité d'une telle possession. Nous croirions lui faire injure si nous appuyons encore de suffrages étrangers sa vénérable opinion ; et bien que nous n'ayons que l'embarras du choix parmi les nombreux urinographes, tels que Galien, Pline, Ægidius, Savonarole, Petrus Leo, Avicenne, Rhasis, Willis, Isaac, Bellinus, Martinus, Damascène, Théophile, Placentin, Almansor, Davach, etc. Nous aimons mieux faire à la doctrine que nous défendons, l'application des seules autorités du premier des médecins.

L'état de la langue, des dents, du pouls, l'aspect des yeux, de la face, de la peau, la percussion de la poitrine, l'exploration du ventre, l'examen de la sueur, de la respiration, des crachats, des déjections alvines, présentent sans doute des renseignemens précieux au médecin attentif; mais aucun de ces signes ne nous a offert l'infaillibilité de pronostics qui résulte de l'étude journalière de l'urine ; aucun surtout ne conduit aussi invariablement à la prévision des crises, à l'art de les seconder, de les faire naître même, d'en profiter, comme l'inspection assidue, et nous dirions minutieuse même de cette sécrétion importante.

Voici le système de curation auquel la méditation des vérités qu'elles révèlent, nous conduit : Le corps humain est composé de solides et de fluides. Les solides sont les os, les muscles, les nerfs, les membranes, les viscères, etc.; les fluides sont le sang, la lymphe, la salive, les sucs gastrique et pancréatique, la bile, le fluide nerveux, le chyle, le sperme, etc. L'urine et la sueur ne sont que la sécrétion de ces fluides élaborés. Elles ne sont pas destinées comme eux à réparer les pertes du corps, mais, au contraire, à en être expulsées comme les matières fécales, après le travail des deux digestions; mais il résulte de leur sécrétion même, et de l'élaboration qu'elles ont subie, qu'elles retiennent et doivent offrir la preuve de la prédominance humorale de l'individu, de même que l'inspection des selles fournit à un médecin observateur, un des plus sûrs moyens de guider sa pratique. Il semble que, pour veiller à la santé de l'homme, la nature se soit plu à placer des symptômes plus faciles à reconnaître dans les humeurs excrémentitielles, que dans celles que le corps retient, et dont ni l'examen ni l'analyse, ne peuvent constater l'essence chez l'individu vivant.

Nous avons exposé plus haut notre théorie, de laquelle il résulte que deux élémens constituent la substance corporelle : le *phosphate calcaire*, base propre du tissu osseux ou musculaire, et l'*acide phosphorique*, destiné à lier entre elles les parties de ce tissu, soit dans l'état solide, soit dans l'état fluide.

Cette vérité ne peut être contestée. On ne peut également nier qu'il doit y avoir dans la constitution de chaque être une prédominance d'un de ces deux principes constitutifs; et où est-il plus naturel d'en chercher la preuve, que dans le résidu, je dirais presque chimique, que la nature offre tous les jours après le travail de la digestion? Or, ce résidu, c'est l'urine, résultat fidèle et pathognomonique de toutes les fonctions de l'organisme humain.

Les Anciens avaient établi quatre tempéramens. Peu contens de cette division, les Modernes ont institué, les uns cinq, les autres trois Constitutions, toujours fondées sur la prédominance supposée des solides et des fluides constituant le corps humain; mais ces divisions n'expliquent pas tous les phénomènes de la physiologie, en santé ou en maladie. Nul moyen n'en offre la démonstration. Celle que nous proposons, fondée sur la nature même des principes constitutifs de l'organisation corporelle, explique les fonctions physiologiques et les lésions nosographiques du corps, et en même temps qu'elle en offre la démonstration palpable, elle en présente le remède.

Nous l'avons déjà dit, l'acide et l'alcali forment l'édifice osseux, les organes vasculaires, les systèmes des fluides, l'appareil nerveux, qui constituent le corps. C'est de la juste proportion, c'est de la balance exacte de ces deux principes constitutifs, que résulte la santé de l'individu : elle est parfaite s'il y a équilibre; elle est dérangée s'il y a excès ou inégalité de l'un ou de l'autre. Quel en sera le signe moniteur? l'urine, surchargée d'acide ou d'alcali. La découverte de la prédominance de l'un ou de l'autre met sur la voie du remède à employer : les acides, quand il y a excédance alcaline; les alcalins, quand il y a surabondance acide.

Mais on nous fera peut-être deux objections. La première, c'est que toujours l'urine éprouvée chimiquement, attestera la présence d'une prédominance ou acide, ou alcaline. Or, dira-t-on, malgré cette apparence, le corps est quelquefois dans un état parfait de santé. Donc votre hygiomètre est en défaut; car, qui prouve trop, ne prouve rien. Nous répondrons à cette remarque plus spécieuse que vraie, que le corps jouissant de la plus belle santé, a une tendance continuelle à la perdre, par l'influence sans cesse active de tous les corps environnans. Sentinelle vigilante, le moniteur que nous avons découvert (l'épreuve de l'urine), avertit à tout moment de quel côté penche la balance, aussi exactement que celle qui guidait Sanctorius dans ses patientes et instructives expériences. Remarquez, en outre, que ce n'est point par des médicamens, mais par la diète, que nous conseillons de combattre la diathèse dominante. Nous n'appelons les médicamens que lorsque la réunion de plusieurs autres symptômes aggravans semble solliciter leur emploi; et nous oserons dire que jamais leur intervention ne deviendra nécessaire, si nous suivons attentivement, et dès le début, le régime conseillé par l'urinoscopie quotidienne. C'est, comme nous l'avons déjà fait observer, en quoi consiste la supériorité de notre régime hygiénique sur la thérapeutique. Avec lui, on est certain de conserver sa santé; avec elle, on court la chance de maladies dont la fougue est souvent indomptable, dont les crises sont imprévues et l'issue douteuse, malgré les soins et les médicamens les mieux appropriés en apparence.

Voici l'autre objection, et nous n'affaiblissons point leur vigueur. La preuve, nous dira-t-on, de la surabondance alcaline dans l'urine, ne prouve-t-elle pas, au contraire, la prédominance de l'acide dans la Constitution ; de même que dans le diabétés, par exemple, le goût sucré de l'urine atteste, révèle la sécrétion forcée, la décomposition du mucus dans tout le système qui en demeure appauvri, et qui, en effet, loin de se guérir par l'emploi des acides ou des amers, se traite, au contraire, avec succès par celui des mucilages riches en principes sucrés ? L'urine est donc un rapporteur infidèle. Nous répondrons que le diabétés n'est qu'une maladie consécutive, dénaturée, et qu'aurait prévenu sûrement l'inspection antécédente et journalière des urines, avant qu'elles devinssent le véhicule de la décomposition muqueuse. D'ailleurs, dans cette anomalie même, le papier bleu attesterait la présence acide, et l'on serait encore par elle mis sur la voie de la guérison, en employant les alcalins mucilagineux. Cette réponse victorieuse se rattache au reste et ajoute encore à notre opinion, tant de fois et si vainement professée, que rien n'est incertain en médecine comme la thérapeutique, tandis qu'elle n'a point de guide plus sûr, plus innocent, plus désintéressé que l'hygiène.

L'analogie et le raisonnement viennent encore ici à l'appui de la pratique. Chacun connaît la propriété de la garance (*rubia tinctorum*), de porter avec elle, en système osseux, les principes de la nourriture ; de manière que si l'on fracture le tibia à un jeune chien, à un pigeon même qu'on nourrit d'un mélange de pain et de garance, il se forme, lors de la réunion des os mis en contiguité, un cercle teint en rouge. Si l'on discontinue la garance, un autre cercle de couleur blanche succède au premier, et est suivi d'un troisième, coloré en rouge, si l'on reprend l'usage de ce végétal, et ainsi successivement à chaque reprise, à chaque interruption de son emploi. Qui peut méconnaître ici le phosphate calcaire pénétré par la partie colôrante de cette substance, et porté par le travail de l'assimilation alimentaire aux os, en vertu de la propriété de cette plante d'agir sur ce système, comme les cantharides sur la vessie, la digitale pourprée sur la circulation sanguine, l'ellébore sur le cerveau, le camphre sur le plexus solaire, l'aloës sur le système hémorroïdaire, etc.

Qui pourrait expliquer autrement que par notre théorie, ces dépôts critiques qui se forment dans l'urine à diverses époques des maladies, et qui éprouvent une décomposition si rapide, qu'en deux jours la fermentation acide est établie, ou qu'elles donnent une odeur alcalescente, tellement insupportable, dès le jour même, qu'elle décèle un sédiment purulent.

Tout se réunit donc pour prouver que l'urine offre la plus infaillible seméïotique en santé comme en maladie, et qu'une absurde et barbare prévention a pu seule empêcher jusqu'ici de la consulter autant qu'elle doit l'être. Aurons-nous encore à nous justifier d'avoir rappelé un guide oublié, et préconisé un conseil absolument tombé en désuétude, en y ajoutant un procédé qui éclaire sur la fidélité des instructions qu'on veut recevoir? Si le divin Hippocrate put léguer à la postérité son *Popularium*; si Jean de Milan s'honora de dédier à un roi d'Angleterre son *Ecole de Salerne*; si Tissot, si Buchan enrichirent le monde, l'un de son *Avis au Peuple*, l'autre de sa *Médecine domestique*, pourquoi nous ferait-on un crime d'avoir révélé ou publié une vérité utile, et rendu populaire un moyen de conserver sa santé, facile, non dispendieux, sans danger, infaillible, et appuyé de trente ans d'expérience? Nous reprocherait-on d'avoir joint à notre théorie des recettes, pour employer dans la pratique? Mais mille médecins ont inventé des formules et attaché leur nom à leurs recettes; et pour ne citer que les plus célèbres, qui ne connaît le cérat de Galien, la liqueur fumante de Libavius, l'élixir de Garus, l'eau de Van-Swieten, les pilules de Bacher, les gouttes d'Hofmann, la poudre d'Helvétius, la pommade de Cyrillo, l'injection de Clare, l'élixir de Courcelles, la poudre de Dower, les pilules de Morthon, celles de Belloste, les dragées de Keiser, la pommade de Grandjean, le sel de Guindre, le sirop de Cuisinier, le rob de Laffecteur, la poudre de Gyms, le vin d'Huxham, la poudre de Knox, le baume de le Lièvre, le collyre de Janin, l'opiat de Maloet, le sirop de Portal, le vin de Séguin, les pilules de Frank, la potion de Rivière, le thé de Saint-Germain, le baume de Saint-Yves et celui de Chomel, la poudre de Saint-Ange, le laudanum de Sydenham, les bougies de Daran, l'élixir de Peyrilhe, la marmelade de Tronchin, l'opiat de Leroy de la Faudignère, etc., etc.

Après de telles autorités, qui pourrait nous retenir dans la publication de nos moyens, soit patens, soit occultes? Serait-ce la crainte d'être rangé parmi les charlatans? Mais Mesmer et Gall ont reçu cette qualification, et chacun d'eux a laissé une découverte qui occupe toute l'Europe. Nous n'avons point fait, d'ailleurs, un mystère de nos recettes, et cependant nous n'ignorions point que ce mystère nous eût conduit à la fortune, et eût peut-être même accrédité notre doctrine. Serait-ce la crainte de nous tromper? Eh! le parlement a proscrit l'émétique, le kinkina, et, malgré son erreur, le parlement est resté aussi honoré qu'honorable. Nous effrayerions-nous des sarcasmes des journaux? Mais on a réduit à leur juste valeur les arrêts de ces messieurs. On sait enfin qu'un bon mot n'est point un bon argument, ni la condamnation par feuilleton, un jugement sans appel. Craindrions-nous la haine, la jalousie des confrères? Eh! qui ne sait qu'il n'est rien de haineux comme la gent porte-robe. *Nulla est invidia supra invidiam presbyterum et medicorum; figulus figulo invidet,* (ce qu'on peut rendre en deux mots français : *jalousie de métier*) sont deux proverbes si usés, qu'il est presque honteux de les citer; et dans la sécurité de notre conscience, dans la conviction d'avoir rempli notre devoir, nous leur opposerons ce vieux dicton gaulois :

« *Fais ce que dois,*
» *Advienne que pourra* ».

TROISIÈME PARTIE.

LA DIÈTE ET L'EAU

« *Liberam profiteor medicinam. Nec ab*
» *antiquis sum, nec a novis. Utrosque ubi*
» *veritatem colunt, sequor* ».

KLEIN.

Il n'est point de bon esprit, même parmi les médecins, qui n'applaudisse à cette maxime : *La diète et l'eau,* attribuée à *Dumoulin,* quoiqu'elle date des temps les plus reculés. Les Egyptiens, les Grecs en ont fait la base de leur thérapeutique. Elle est restée en vigueur jusqu'aux temps où les Arabes ont défiguré l'art de guérir, en introduisant la polipharmacie, sous le manteau de l'alchimie.

En partageant l'opinion de *Dumoulin,* nous reprocherons à ce médecin d'avoir attendu le lit de la mort pour proclamer cette utile vérité, et de n'avoir pas eu le courage de la professer de son vivant, de l'appuyer de son crédit, quand il semblait que sa promulgation, blessant des priviléges accrédités, heurtant les préjugés de l'École, offensant l'amour-propre de la robe, frondant la doctrine des chaires, eût acquis de cette contrariété même un nouvel intérêt, et eût sans doute excité une discussion solennelle qui eût tourné au profit de la nature, de l'humanité, et pour jamais anéanti le charlatanisme scholastique.

Ce que n'a point osé *Dumoulin*, nous osons le tenter dans l'âge où nos pareils moissonnent encore dans les champs de l'erreur; et victime ou non de notre zèle, nous aurons payé notre dette à la patrie. Le guerrier qui monte à l'assaut ne calcule point s'il y a du danger, mais seulement comment il doit s'emparer du poste qu'il a reçu l'ordre d'emporter. En nous enrôlant sous les bannières d'Hippocrate, nous promîmes de dire la vérité, toute la vérité, rien que la vérité (*) : nous le ferons comme le soldat, quelque péril qu'il y ait, et la postérité reconnaissante jugera nos efforts, quelqu'en soit le succès, si nos contemporains, par frayeur, calcul, ingratitude ou jalousie, ne nous rendent pas la justice que nous méritons.

(*) « *Juro per Appollinem medicum, et Esculapium,* » *Hygeamque ac Panaceam, deosque omnes, item que* » *deas testes facio.....quod ad egros attinet sanandos,* » *diætam ipsis constitutam, quo facultate et judicio* » *meo commodam, omneque detrimentum, et injuriam* » *ab eis prohibebo* ».

Eh ! qu'importe, après tout, une persécution littéraire ? L'avenir nous vengera du présent. Que sont d'ailleurs le passé et l'avenir, qu'une modification d'un éternel présent ? Nous pouvons nous tromper ; mais nous attestons le Dieu de vérité que nous ne cherchons point à tromper ; et que si nous trompons, c'est de bonne foi, et le premier induit en erreur.

On a mal entendu, parce qu'on n'a jamais sérieusement examiné la maxime : *La diète et l'eau*. Nous allons essayer de lever le voile qui couvre cet oracle antique. Pour le mieux faire comprendre, il est nécessaire que le lecteur se reporte à la théorie que nous avons établie de la constitution humaine, formée de deux élémens : l'acide et l'alcali. Elle n'est peut-être pas d'accord avec les leçons de l'École ; mais nous demandons qu'on l'examine avec impartialité, qu'on la discute avec la décence que nous avons mise dans l'exposition d'un système dont le plus grand tort, peut-être, est de n'être neuf que parce qu'il est très-ancien, et de contrarier par cela même les opinions du jour.

Le vulgaire (et il y a bien des médecins hélas ! dans cette classe) entend par *la diète et l'eau*, ne point manger et boire de l'eau, ou manger tels et tels alimens, et encore boire de l'eau. Il y a bien quelque chose de vrai dans cette acception du plus sublime des oracles, échappé à l'Hermès égyptien ; mais ce n'est pas toute l'interprétation. La voici :

La diète, si elle est acide, est le premier médicament de l'état alcalin en excès ; comme elle guérit la surabondance acide, si elle est choisie parmi les alcalins.

Portée à l'excès et jusqu'à la privation de tous alimens, la diète, dans son acception familière, excite dans tout le tube intestinal une fermentation qui développe rapidement une alcalescence utile, nécessaire pour préparer les crises, et qu'attestent bientôt la saburrhe bilieuse de la langue, la couleur jaune de la peau, la qualité des déjections, la nature de l'urine et de la sueur (*), avec une soif ardente. On la satisfait, et la phase critique a bientôt lieu.

L'eau offre un moyen de guérison aussi héroïque et tout opposé. A raison de l'oxigène qu'elle tient en abondance interposé dans ses molécules, et sous forme très-diffusible, elle présente dans les maladies, par excès d'alcali, le plus sûr antidote. Divers symptômes attestent le besoin de son emploi, outre une certaine appétence inspirée par sa nature. Il y a

(*) La sueur colore, ainsi que l'urine, en rouge ou en vert le papier bleu.

sécheresse générale, soubresauts des tendons, mal de tête, ardeur fébrile, tortures abdominales.

Dans la prédominance, soit acide, soit alcaline, ces deux agens, *la diète et l'eau*, suffisent donc, à la rigueur, pour rétablir l'équilibre, s'ils sont convenablement employés dès le début; la diète extrême, en préparant le retour de la diathèse alcaline, en alcalisant; l'eau en en prévenant l'excès, en acidifiant. L'exercice, les frictions, les bains, en favoriseront l'action.

Mais il est un moniteur qu'il faut à chaque instant consulter; et si quelque chose nous étonne, c'est que ses avis, ridiculisés jusqu'ici, aient si long-temps tardé à obtenir quelque confiance : ce moniteur, *c'est l'urine*.

Dira-t-on encore que l'autorité de l'urine, comme symptôme pathologique ou même hygiénique, est équivoque ? Sous prétexte de l'abus qu'en a pu faire l'empyrisme, s'abstiendra-t-on encore à refuser les lumières de ce guide dans les sentiers obscurs de l'art hippocratique ? « Qu'on m'ôte l'opium, s'écriait Sydenham, » je renonce à la médecine ». A cette exclamation, qui nous peint mieux un goutteux recourant, dans les tortures d'un mal affreux, à l'usage, à l'abus de son remède favori mais infidèle, qu'un zélateur désintéressé de la Médecine, nous opposerons le vœu sincère que tous les docteurs abjurent l'exercice de l'art médical, s'ils dédaignent de consulter l'urine.

Ce symptôme est tel, qu'il supplée à tous les autres, et qu'aucun ne peut le remplacer. Eh! comment expliquer autrement que par sa connaissance, ces guérisons qui tiennent du prodige, opérées par des hommes simples, sans art, sans littérature, sans instruction scholastique, mais guidés par cette unique boussole ? Comment, depuis des siècles, les *Savonarole*, les *Egidius*, les *Pierre Léon*, et récemment même, les *Davach*, les *Hombert*, les *Tollard*, les *Printems*, les *Carré*, ont-ils laissé des noms impérissables, si, en effet, ils n'ont pas obtenu des succès inattendus; et comment les ont-ils obtenus, si la science des urines n'est pas une science certaine, quand on avoue, qu'excepté celle-là, ils n'en possédaient aucune ? A leur autopsie urique a manqué l'explorateur dont nous devons la découverte à un concours fortuit de circonstances, et surtout à la méditation des expériences du chimiste Bertholet. Avec ce moyen, à toute heure, chaque jour, on peut reconnaître, constater l'état de sa santé, sans même admettre dans sa confidence un témoin suspect ou ignorant, un conseil souvent intéressé et quelquefois dangereux.

La nature du régime dérive de la nature bien constatée de l'urine. On sent bien, d'ailleurs, et sans qu'il soit besoin de le dire, qu'on ne doit se permettre de rendre substantiel ce régime, que quand il y n'y a ni excès extrême d'acide ou d'alcali, ni présence de symptômes concomitans de danger. Aussi, est-ce pour ce motif que nous avons averti que c'est *tous les jours* qu'il est nécessaire d'inspecter son urine, parce qu'il est plus sûr de prévenir la maladie que de la guérir, et que la diète, en effet, suffit seule comme moyen préservatif.

Si, malgré la diète employée, la surabondance observée persiste, il faut persister également dans l'usage du moyen opposé, mais sans négliger les médicamens simples, et même la saignée, sur l'emploi de laquelle néanmoins on ne peut être trop réservé.

Il est rare cependant que ces accidens arrivent, et que la prédominance humorale s'aggrave, si elle a été prévue de bonne heure, si son contre-poison lui a été opposé à temps, et si des causes étrangères, la saison, la corruption de l'air, l'abus des alimens, des plaisirs, une perturbation morale, n'ont point dénaturé, ni compliqué une affection toujours simple dans son origine.

On nous dira peut-être : « Mais il est des af-
» fections organiques ; il est des lésions, telles
» qu'une blessure, une fracture, une luxation,
» une hernie ; il peut survenir un raptus apo-
» plectique ; il est des maladies acquises ou

» contagieuses : par exemple, le virus vénérien, la peste, la variole, la gale. Il est des anomalies, des engorgemens glandulaires, des foyers de pus accumulé, causant des vomiques ; des indurations de la rate, du foie ; des catarrhes, dégénérant en phthisie pulmonaire, des concrétions polypenses du cœur, des infiltrations aqueuses dans les viscères, des carcinomes, des sarcocèles, des viciations de la lymphe, des affections scrophuleuses, cancéreuses, scorbutiques ; enfin, des accidens spontanées, tels que le calcul, la gravelle, la paralysie, la goutte. Or, vous ne prétendrez pas combattre, vaincre cette phalange de maux, en lui opposant uniquement votre diète acide ou alcaline ».

Non, sans doute, quoiqu'il soit vrai de dire que bien souvent ce serait le plus sûr moyen, et qu'on a vu des malades fatigués de médecins et de médecines, abandonner les médicamens, se borner à une diète indiquée par leur instinct, et recouvrer la santé en buvant de l'eau et laissant le mercure, l'opium, l'émétique, la ciguë et tout l'attirail galénique ; mais la génération actuelle n'est pas mûre pour ces vérités qui sont encore des blasphêmes. Au risque de toucher l'écueil, il faut suivre le torrent avec elle, si l'on veut la sauver du naufrage.

Donnons donc encore, puisque le préjugé

l'ordonne, donnons des médicamens pour raffermir la foi ébranlée des néophytes qui crieraient au scandale, à l'innovation; mais, docile à la voix de notre pilote, ne cessons d'avoir l'œil sur la boussole; et non-seulement associons aux médicamens le régime acide ou alcalin qu'elle indiquera sur la route de la pratique médicale, mais encore dans le choix de ces médicamens, écoutons encore ses avis pour n'en point admettre qui contr'indiquent la principale, la dominante, je dirais presque, la constitutionnelle indication.

C'est ainsi que si l'urine offre une prédominance alcaline, nous nous garderons bien, en prodiguant les breuvages acides, d'y joindre l'emploi de la magnésie par exemple, de l'ammoniaque, d'une préparation calcaire; et réciproquement, si l'urine surabonde d'acide, en prescrivant un régime animal, alcalin, n'allons pas détruire son effet par l'administration d'un remède acide, comme la crême de tartre, l'esprit de *Mindérerus*, l'eau de Rabel, etc.

Mais il y a plus; c'est dans la série même des maux auxquels nous sommes exposés, que nous choisirons un exemple, pour prouver le mérite de notre théorie : prenons au hasard la goutte.

Dans la goutte, ou c'est l'acide phosphorique qui est en excédance, ou bien c'est le phosphate calcaire qui prédomine. Si c'est l'acide, il y a tumeur, ardeur, rougeur, douleur, selon le langage de l'École; torsion de ligamens, distension des capsules articulaires. Les aponévroses tiraillées causent des tortures insupportables, ou les viscères comprimés éprouvent des contractions affreuses. Après avoir vérifié l'acidité de l'affection par l'épreuve de l'urine, tenez sans crainte un régime animal, et appelez par un cataplasme stimulant, la goutte aux extrémités inférieures, en ayant bien soin de garantir l'estomac de l'effet de la métastase par un breuvage tonique.

Si, au contraire, l'urine est alcaline, il y aura gonflement des articulations, nodus, crevasses à la peau, par lesquelles tentera de s'échapper, sous forme de craie, le phosphate calcaire surabondant, et les acides de tout genre sont indiqués.

N'oublions pas de noter ici que non-seulement la nature de la goutte varie d'individu à individu, mais encore qu'elle peut être tantôt acide, tantôt alcaline chez la même personne, à différentes époques. C'est à l'épreuve par le papier à la déterminer.

S'il y a douleur erratique, tantôt avec rougeur et tumeur, tantôt avec quelque nodus crayeux, la goutte est vague; et il faut pratiquer une médecine régulatrice, symptomatique, c'est-à-dire, du moment (*ad tempus*, dit l'École), et selon le symptôme actuel le plus urgent. Dans ce cas, l'urine est tour à tour acide et alcaline. On ne peut, dans une telle circonstance, mettre trop de prudence dans le choix du régime, et trop de sobriété dans l'emploi des médicamens. L'essentiel est d'appeler la goutte aux extrémités, de l'y fixer, en veillant à l'innocuité du passage à travers des organes consacrés plus particulièrement aux fonctions de la vie.

Voulez-vous un autre exemple choisi dans les affections aiguës? Prenons pour exemple la fièvre putride ou adynamique; les symptômes sont tranchans et connus de tout le monde : pouls fréquent, dur, tour à tour élevé, puis déprimé, froid extrême et chaleur mordicante alternativement; prostration de forces, trouble des fonctions physiques et intellectuelles; soubresauts des tendons, langue saburrhale et parsemée d'aspérités, ou aride et fuligineuse; nausées, odeur fétide et particulière de l'haleine, des sueurs et des selles; urines alcalines et jumenteuses, présence de vers, difficulté de respirer, crachats glaireux et sanguinolens; gencives noirâtres, maux de reins, taches pourprées sur la peau, ventre balloné, délire sourd, comateux, mal de tête, surdité.

Cette maladie est *passive*. Prodiguez les acides,

l'eau de Seltz, l'orangeade, la limonade, l'eau de groseilles, l'oxicrat, aiguisés de tartre stibié, qu'il faut même donner dès l'invasion, s'il y a saburrhe de la langue et relâchement de la fibre contre la pratique novatrice et meurtrière des médecins du jour ; puis le kinkina, soit en teinture, à petites doses répétées, soit en décoction à plus haute quantité, soit même en substance. On fera bien de le faire entrer dans la composition de lavemens, en l'unissant à quelque solution camphrée. Prévenez les soubresauts tendineux par l'emploi hâtif du camphre uni au nitre, ou une légère infusion de safran avec quinze à vingt gouttes d'éther nitreux et de laudanum. L'opium est d'ailleurs ici indiqué comme excitant du système musculaire et sédatif de l'appareil nerveux ; on purge, quand les forces sont relevées et les signes de saburrhe établis. La convalescence est lente et pénible.

Désirez-vous un autre exemple pris parmi les affections chroniques? Pour prouver que, si nous aimons à simplifier la Médecine, ce n'est ni pour ne l'avoir pas étudiée, ni parce que nous ne connaissons pas toutes les ressources que promet la thérapeutique, indiquons la pire de toutes les maladies, le désespoir de la Médecine, celle qui choisit ses victimes parmi les roses de la jeunesse, et les moissonne lentement, quoique chacun de ses progrès soit visible chaque jour : la phthisie pulmonaire.

C'est ordinairement entre quinze et vingt-cinq ans que se développe la pulmonie. Elle attaque préférablement les êtres les plus doués de sensibilité, qui ont une stature élancée, le cou allongé, les épaules hautes, le thorax étroit. Elle reconnaît beaucoup de causes, mais surtout, l'abus des liqueurs fortes, des plaisirs de Vénus, d'une nourriture stimulante ; l'humidité des pieds, la nudité des bras et de la poitrine, un rhume négligé, des flueurs-blanches répercutées, des fièvres mal traitées, des ulcères, un cautère hâtivement fermés ; enfin, toutes les suppressions de transpiration, dont le poumon est l'organe supplétif dans l'absence des fonctions de la peau.

Après une toux sèche, qu'accompagne quelquefois une envie de vomir à l'issue des repas, une ardeur habituelle, un pouls fébrile, une douleur singulière du dos, une expectoration quelquefois striée de sang ou rouillée, une insomnie inquiète, un ennui constant, une mélancolie fantasque, un dégoût de la société, un amaigrissement insensible, un appétit capricieux, la rougeur des pommettes, la chute des cheveux, l'enflure des pieds, une salacité continuelle, la prostration de forces, surviennent des sueurs et un cours de ventre qui enlèvent le malade au moment le plus imprévu.

Le poumon est destiné à mettre le chyle en contact avec l'oxigène de l'air. L'hématose a lieu par ce contact; c'est-à-dire, que le chyle se colore, et devient *sang*. Mais si l'individu a reçu proportionnellement trop d'oxigène pour la saturation du chyle, pour la sanguification, cet acide surabondant, et éminemment actif, exerce son action sur la substance même du poumon. De là les inflammations, les tubercules, etc. : de là aussi le succès de l'inspiration de l'azote, dans les étables; de l'eau décomposée en vapeurs, le long des rivières; de l'azote exhalé par les végétaux, dans les forêts; de l'eau de chaux, du régime mucilagineux : de là enfin la réussite, quand ils sont employés de bonne heure, des vésicatoires, qui font diversion au point inflammatoire, et appellent l'humeur par métastase.

Le sujet est surabondant de vie. C'est une maladie *chronique-locale-active*. Hâtez-vous de ralentir l'ardeur dévorante de ce flambeau qui se consume, agité par l'air. Donnez, à haute dose, les alcalins, les mucilages, un air épais et chargé de vapeurs appropriées. Gardez-vous des médicamens; car c'est l'erreur la plus funeste, que de faire parcourir les routes de la digestion à un médicament destiné à agir sur les poumons : il a perdu en chemin toute sa vertu, s'il en avait, ou peut-être dans ses combinaisons nouvelles, il en a acquis une toute opposée. Adressez-vous directement à l'organe malade. Que l'air n'arrive que surchargé d'eau alcalisée à ces poumons altérés, oxidés. Faites respirer, pendant l'hiver, l'air animalisé des étables, les parfums des jardins; pendant l'été, celui des rives des fleuves, ou la vapeur balsamique des bois, ou même celle des chantiers, où l'on respire une odeur de feuillée, si analogue à celle des forêts, qu'on croirait errer sous leurs ombrages.

Imprimez une diversion humorale, salutaire peut-être, par l'application d'un vésicatoire; mais qu'il soit posé dès le début de l'affection, je dirais presque avant l'invasion et l'afflux, sur les poumons, de l'humeur qu'il doit dériver. Ne prenez point cet exutoire parmi les cantharides, qui porteraient encore dans les systèmes des principes de fermentation, d'excitation dangereux.

Nous répéterons ici ce que nous avons dit dans notre *Manuel populaire de Santé.* Cette maladie se guérit bien rarement, si on ne la combat dès le commencement de son invasion. On serait tenté de croire qu'il existe plusieurs espèces de pulmonie, c'est-à-dire d'action malfaisante de l'air sur les poumons, si l'on fait attention qu'avec tel individu vivant dans un air très-pur, on n'a pu obtenir de succès des remèdes les plus appropriés qu'en le transplantant dans un air humide ou animalisé, tandis que tel autre, au contraire, habitant au milieu d'une atmosphère pesante, n'a recouvré la santé qu'en le transportant dans un air sec et vif. C'est au médecin, dit Hippocrate, à reconnaître ces dispositions et ces variétés. On ne peut se dissimuler que, jusqu'ici, les moyens de guérison n'ont pas été assez dirigés vers l'organe malade, ainsi que paraissent l'avoir fait les Anciens (*). On fait très-bien, sans doute, d'ordonner une diète adoucissante, des médicamens mucilagineux, et même quelquefois balsamiques, tels que les pousses de sapin, base du sirop tant vanté d'*Archangel*; mais si l'on appréciait bien le résultat de toutes les propriétés tant prônées de ces moyens, quand ils ont subi l'élaboration digestive, on reconnaîtrait qu'il doit être très-affaibli, et qu'un traitement qui s'adresserait directement à l'organe *aérophage*, serait bien plus efficace. On a bien vanté l'air de la mer, celui des étables; mais voit-on mettre

(*) Voyez plus bas la page 165.

ces procédés en pratique, malgré les succès qu'on en a retirés, et qu'ils aient mis sur la voie des moyens analogues de guérison ? Qui sait si l'usage bienfaisant du lait n'est pas plutôt dû à l'arôme qu'il exhale, qu'à la nourriture substantielle qu'il fournit, et si l'eau de goudron, de l'emploi de laquelle on cite des prodiges, n'a pas plus agi par l'aspiration de ses parties balsamiques vaporisées dans l'air, que comme boisson ? Ne pourrait-on composer pour les phthisiques une atmosphère factice de vapeurs de lait, d'haleine d'animaux herbivores dans les phthisies commençantes ; ou de fumigation de goudron, de térébenthine, de baume de tolu, de benjoin, d'eau de mer dans la convalescence des phthisies tuberculeuses, qui demandent des moyens cicatrisans, puisqu'on a remarqué que ces deux périodes de la même maladie se trouvent bien de cette différence dans le choix des remèdes ?

L'inspection anatomique des parties ne devait-elle pas révéler au médecin, que tels poumons vastes, évasés ne sont pas *nourris* par cet air trop pur, trop vif, qui ne les *leste* pas assez au passage, et qu'il leur faut un air plus lourd, plus dense, comme tel estomac demande des alimens plus grossiers ? De même que tel thorax étroit, déprimé, indique que l'individu ne peut s'accommoder d'un air lourd, humide, qu'il ne peut *digérer*, et qu'il doit rechercher un air plus léger, plus sec, de plus facile *digestion*. N'a-t-on pas vu des poitrinaires de Paris aller guérir à Saint-Germain, et des phthisiques de Saint-Germain venir recouvrer la santé à Paris ? C'est donc surtout le choix de l'air qui doit occuper le médecin appelé à traiter cette maladie, et il doit être relatif au genre de la pulmonie.

On a conseillé l'exercice du cheval comme spécifique ; cet avis ne peut être général, et ne convient qu'à cette espèce de pulmonie, dans laquelle le mouvement, en imprimant des secousses aux poumons (non encore lésés), décide l'élaboration de l'air dans leurs vésicules et facilite sa digestion. Nous regardons cet exercice comme accélérateur des symptômes de la phthisie, s'il est pris dans la seconde et la troisième période, ou si la phthisie n'est que laryngée. Dans ce dernier cas, les bains chauds sont d'un secours merveilleux. Ils ont toujours le mérite de calmer l'ardeur dévorante qui consume dans l'une et l'autre phthisie. *Marteau*, *Maret*, *Morton*, le docteur *Portal* et le docte *Baumes* ont préconisé ce moyen comme héroïque.

Les voyages ont le mérite de faire changer d'air et de donner d'agréables distractions. Ils sont toujours utiles sous ce dernier point de vue ; ils le sont rarement sous le premier, si l'air convenable au traitement du malade doit être d'une qualité particulière. On court, d'ailleurs, le danger des rhumes; et, dans cette disposition, un rhume est l'accident le plus grave que l'on puisseé prouver. Sous ce rapport, les voyages par mer (s'ils conviennent au cas), sont infiniment préférables.

Rien n'empêche qu'après le choix de l'air, qui est tout ici, on ne s'occupe de celui du régime ; et nous avouerons encore que nous préférons à tout l'arsenal galénique, le lait, le lait seul, surtout celui de femme, et pris au vase dans lequel la nature s'est plu à préparer notre premier aliment. Sil avait un effet purgatif, on pourrait employer un peu de poudre absorbante ou de kinkina, soit prise par le malade, soit donnée à la nourrice elle-même, dont le régime alimentaire serait réglé de la manière la plus convenable à l'indication offerte par l'espèce de pulmonie à guérir.

Si l'on ne peut avoir du lait de femme, on peut le remplacer par celui de vache, ou d'ânesse, ou de chèvre ; et on peut le couper pour le rendre plus léger. Celui d'ânesse, pris dans le lit, le matin, sortant du pis, est calmant et soporatif. S'il causait la diarrhée, on y ajouterait une très-petite quantité d'eau de vie et mieux encore de rhum. Il est essentiel de se mettre alors au lait, pour unique nourriture; mais il ne faut changer son régime antérieur que par degrés. Il est nécessaire aussi que le lait soit d'un seul animal, et que sa nourriture consiste, le plus possible, en plantes vulnéraires et balsamiques, telles que la chicorée sauvage, l'endive, l'ortie blanche, la fumeterre, la véronique, l'hyssope, le houblon, la petite centaurée, les cressons, les capillaires, la sauge, le lierre, le plantain, le chardon-béni, les pervenches, etc. Ce lait rendu presque médicamenteux, opérera plus sûrement des cures que les spécifiques pompeusement vantés et les potions nauséabondes de la pharmacie. On a érigé en science l'art de tuer les hommes; ne peut-on apprendre celui de les conserver?

Quelques praticiens ont vanté l'efficacité du régime végétal. Excepté dans quelques cas, nous ne le croyons pas approprié à cette affection, qui est éminemment *active*.

On a vanté le kinkina; il n'est convenable que lorsqu'il se présente des épiphénomènes de putridité, accélérés par une fièvre qu'on ne peut sans danger combattre par les purgatifs.

Les eaux de Bonnes, de Plombières, en rappelant la transpiration à la peau, sont très-utiles dans la pulmonie, ainsi que les fumigations, soit humides, soit de storax calamite ou de laque, si l'expectoration décèle la présence d'un foyer purulent. Un remède héroïque, en pareil cas, est l'application d'un cautère, ou d'un séton, posé très-doucement. Disons en passant qu'Hippocrate a tracé plusieurs traitemens pour la phthisie, dont il reconnaît plusieurs espèces; que sa thérapeutique est bien plus *active* que celle des Modernes, et qu'on serait tenté de croire, d'après plusieurs passages de ses écrits, qu'il portait ses remèdes jusque dans les conduits aériens; qu'il infusait ses médicamens jusque dans le poumon, par la trachée-artère, *au moyen d'un tube* ou syphon. Voy. la page 374, du IIIe. *tome* de la traduction de Gardeil, la note sous le n°. 44, du Traité *des Maladies*, p. 226, et la p. 244 du même volume.

En général, un air épais, vaporeux, chargé de principes qui en modèrent l'activité, nous semble préférable, pour les phthisiques, à celui des montagnes, où les poumons, dilatés outre-mesure, sont déchirés par l'action d'un air trop élastique; et nous n'entendons point ici par vaporeux, ce ciel sinistre et fuligineux de Londres ou de Liége, sans cesse imprégné de tourbe, mais celui qui, sur les bords de la Seine, de la Loire ou du Rhône, épuré par les végétaux, abreuvé des vapeurs d'une eau courante, traversé par un soleil constant, dilate sans effort la poitrine, rend au sang un oxigène modéré, et conduit lentement au terme ordinaire de la vie, les êtres qui offraient le moins de probabilités à la longévité.

Aussi tout ce qui peut humecter les frottemens, lubrifier les ressorts de l'organisme et ménager leur usage, l'*eau* en bains, en vapeurs, en boisson, en lavemens, les alimens doux et mucilagineux, les fumigations aromatiques, le repos, le silence, le sommeil du soir, le lever matinal, la paix de l'âme, les affections douces, l'absence des passions, les soins de l'amitié, un air constamment à la même température, ont une telle efficacité, que non-seulement ils peuvent empêcher le développement de la phthisie pulmonaire, mais qu'on les a vu quelquefois rendre stationnaire et même rétrograde cette affection, après son premier période d'invasion.

Il est encore un moyen accessoire et non médicamenteux, dont nous avons, le premier, fait emploi en Russie avec un succès merveilleux. Il consiste à faire porter, surtout pendant la nuit, au malade, un masque de gaze un peu éloigné de sa figure, mais exactement adapté au contour du visage. La gaze retient l'azote expiré, et le mêle à l'air atmosphérique qui arrive. Son réseau serré oppose une barrière à la prompte exhalation de cet azote, avant qu'une partie s'en soit combinée à l'air ambiant atmosphérique, et soit aspirée dans une proportion qui l'alcalise, qui l'animalise davantage, et le rende plus propre à rafraîchir les poumons enflammés, qu'un air vif, riche d'oxigène, et dont les molécules acides vont encore déchirer ces tissus délicats, ces membranes phlogosées.

On voit que nous sommes loin de conseiller, comme l'ont fait quelques médecins anglais, l'emploi de l'air oxigéné, qui procure en effet au malade un soulagement momentané, mais qui hâte le développement de sa maladie et le terme de ses jours.

L'*eau*, comme on voit, l'eau joue le rôle principal dans notre système curatif. Et qu'on ne croie pas que le premier nous ayons reconnu dans l'eau une véritable panacée. Les médecins les plus célèbres n'ont opposé que l'eau aux diverses maladies. Rhasès l'employait avec succès en bain, pour faciliter l'éruption de la petite vérole (chap. 7); Boerhaave, Sydenham, Huxham, Clifton, Monro, Tissot, Rivière *(passim)*, Geoffroi (Mat. méd.), l'ont conseillé dans les maladies cutanées, et même l'éléphantiasis, et dans les affections des voies urinaires ; Hippocrate, Baillou, Paré, Ætius (lib. IV, serm. 4), Baglivi (pag. 654), dans les métastases laiteuses et les préliminaires laborieux de couches; Marteau, dans les obstructions (Mém. sur les bains, p. 190); ainsi que Rivière (*Prax. med.*); Baillou (*Cautionum*, lib. VI, pag. 277), dans les céphalalgies ; Astruc (Mal. des femmes, tom. III), dans les débuts de cancer, ainsi que Lieutaud (Méd. prat.); Van-Swieten (*Com. in Aphor.* 134), contre la frénésie ; Boerhaave (*Aph.* 722), contre la dyssenterie, ainsi que Paul d'Egine, (liv. III) ; Baglivi (Canon. 21), et Sanctorius, dans sa Médecine statistique; Marteau (p. 160), contre l'insomnie ; Huxham, contre la colique; Hippocrate (sect. 5, *Aph.* 6), Celse (lib. III, *cap.* 3), Lieutaud (Méd. pratique, 231), contre les convulsions ; Hippocrate encore (*de Victus ratione in morb. ac.*, sec. 4) ; Huxham (Essai sur les fièvres); Boerhaave (§ 761) ; Sydenham, contre les fièvres intermittentes ; Marteau, contre le hoquet ; Hollerius (pag. 355), contre le ténesme ; Lieutaud, Sanctorius (Aph. 102), Rivière (lib. XII), contre l'hystéricisme, ainsi qu'Astruc (tom. IV), et Sennert (pag. 150); Rivière (chap. 13) ; Boerhaave (Aph. 1113 et 1121); Celse (chap. 18, pag. 125), contre la manie; Rivière, Astruc, contre la stérilité; Van-Helmont (*cap. demens idea*); Boerhaave (Aph. 1143); Celse (lib. V, cap. 27, pag. 247), contre les agitations nerveuses, et même la rage.

Mais bornons-nous à ce qu'en a dit le maître de la Médecine, celui dont l'opinion sera toujours du plus grand poids, et dont les erreurs même gardent encore quelque semence de vérité. Hippocrate a laissé un petit traité de *Humidorum usu*, et il n'hésite point de le commencer par la maxime que l'eau potable est le premier des médecins. *Potabilis quidem in officina, medica optima.* Il la préfère aux médicamens chauds; il la recommande pour les maux d'yeux et d'oreilles; il l'emploie comme vésicatoire, comme sudorifique, comme soporifère; il l'administre contre les convulsions, dans les ulcères, les fractures, les luxations (p. 599 et 600). L'eau froide, dit-il, engourdit les douleurs de la goutte; chaude, elle guérit les rétractions musculaires, les tremblemens des membres, les épilepsies légères, les aphonies, les engorgemens des articulations (p. 605). L'eau, dit-il, en terminant ce paragraphe mémorable, ouvre, assouplit la peau, enlève les douleurs, les roideurs, les convulsions, les distorsions des membres, la pesanteur de la tête, les dartres rongeantes, les aphtes, les flux de sang. Froide et appliquée sur le ventre, elle arrête les diarrhées (tom. I, p. 774); elle décèle la grossesse (p. 94); par affusion, elle guérit les plus violens maux de tête (p. 99). L'eau de mer en lavement, guérit les maux de reins (p. 857); tirée fraîche du puits, elle réveille les esprits. Voici une maxime un peu moins certaine : Rêver qu'il pleut ou qu'il grêle, dit-il (p. 635), annonce une sécrétion pituiteuse dans le corps. *Quando que bonus dormitat Homerus*. Nous avouerons que le génie d'Hippocrate paraît s'être assoupi ou s'être plié aux préjugés de son siècle dans son *Traité des Songes*, qui, au reste, peut bien n'être pas de lui. Nous finirons par un aphorisme qui n'annonce certes pas le sommeil : « L'eau et le feu, dit-il (p. 183), sont suffisans dans tous les cas ». *Ignis et aqua sufficientia sunt omnibus per omnia*. Brown a tiré un excellent parti de cette grande idée, ce qui prouve la vérité de l'axiome : *Nil sub sole novum*.

Tous les médecins se sont également réunis pour proclamer les vertus de la diète. Le vénérable vieillard que nous citions tout à l'heure, y a mis une telle importance, qu'il lui a consacré trois livres entiers. Il faut, dit-il, observer une diète différente suivant les saisons, le tempérament, l'âge, la stature même de l'homme, le climat qu'il habite, les vents qui règnent, les intempéries, et, pour ainsi dire, la constitution de l'univers (*Hipp. de Diæta*, pag. 181 et 627). C'est peu, dit-il encore, que ces connaissances; il faut connaître de plus les exercices auxquels l'homme se livre, et il ajoute avec une véracité bien digne d'être imitée : « J'ai cherché à découvrir ce » qui arrive à l'homme en état de santé, pour » en faire ma base à ce qui lui convient en cas » de maladie; car les maladies ne surviennent » point tout à coup, mais, amassées peu à peu, » elles se présentent en faisceau » : *A me vero hæc inventa sunt, prius quam homo ægrotet, ut ab excessu in utram tandem partem factus fuerit, prænotio contingat. Non enim derepente morbi hominibus accedunt, sed paulatim collecti, acervatim apparent* (id., p. 182). Ne dédaignant aucun détail, et vrai ministre de la santé, Hippocrate examine avec une attention minutieuse tous les comestibles de l'homme, en commençant par les grains farineux, l'orge, la bouillie qu'on fait avec la farine et le lait, les diverses sortes de blé, la farine, le pain, les fèves, les lentilles, les pois, le millet, l'ers, la graine de lin, celle d'orvale, le lupin, la tortelle, la graine de concombre, le carthame, le pavot, jusqu'aux viandes de toute espèce, parmi lesquelles il place celles du chien, du cerf, du renard, de l'hérisson. Il classe de même les poissons, selon leur faculté, de fournir une nourriture plus ou moins saine; puis les coquillages, les œufs, le lait, le fromage, les diverses espèces d'eaux, les vins différens, les légumes, les herbes, les fruits (pag. 214 à 231).

Il passe de là aux bains, au repos, au sommeil, à la veille, à l'exercice, la course, la lutte (p. 237). Il conseille un lit dur, les voyages de nuit, ceux du matin, la palæstre, le bain froid, la course à la corde (*cursibus per funem*); la navigation, les vomissemens de ce qu'on a pris de trop (p. 243). Il revient plusieurs fois à cet usage de faire vomir, qui était tellement en usage chez les Grecs et les Romains, qu'ils avaient près de la salle du festin un *vomitorium* où les convives allaient tour à tour, et à plusieurs reprises, dégorger ce qu'ils avaient pris de trop, pour revenir charger, à nouveaux frais, leur estomac, après s'être lavé la bouche avec des eaux parfumées ou un vin austère. On voit que les Anciens ne nous ont rien laissé à inventer en intempérance. Les satires de Juvénal, les écrits d'Athénée, de Lampride, de Pétrone nous apprennent qu'ils ont également vaincu en luxure leurs successeurs.

En été, le vieillard de Cos recommande de garder une exacte continence (*re autem venereâ minime*), de s'abstenir de vomir sans nécessité, de prendre des bains tièdes, de ne pas manger de fruits ; il conseille la lutte à l'ombre, mais de manière à ne pas s'échauffer, la promenade, en évitant et les ardeurs du soleil, et surtout les émanations des rivières le matin et le soir.

Il divise, au reste, la diète en trois espèces : celle à observer par le peuple pauvre qui se livre à un travail pénible ; celle que doivent tenir les gens riches et oisifs ; celle enfin qui convient aux hommes aisés, et qui se livrent à quelques travaux, *hominibus qui sane comedunt laborareque possunt.*

Imitant Hippocrate, qui, après avoir donné des conseils sur la diète, indique quelques moyens curatifs pour ceux qui auront négligé ses avis, nous ferons suivre nos avis diététiques du tableau raccourci des médicamens auxquels l'art de guérir peut borner ses moyens pharmaceutiques, en avouant que nous aurions désiré les borner encore davantage. Ce sont le tartre stibié, le jalap, la crême de tartre, le kinkina, l'opium, le mercure, l'ammoniaque, l'éther, la magnésie, le nitre, le camphre, le soufre, l'alun, le savon, les cantharides, l'agaric.

Nous allons rapidement indiquer les principes, les propriétés et les doses de ces médicamens.

Chacun connaît les vertus de *l'émétique* ou tartrite antimonié de potasse ; mais ce qu'on ne sait pas également, c'est qu'outre son mérite d'évacuer les premières voies par la convulsion de l'estomac, cette préparation antimoniale imprime à tout l'organisme un mouvement tonique qui, souvent, dans une extrême faiblesse, a relevé les forces, et produit une crise heureuse. On le donne à la dose d'un à deux, ou au plus trois grains, dans un verre d'eau chaude, comme vomitif, et à celle d'un demi-grain ou d'un grain dans une pinte d'eau ou de bouillon aux herbes, ou de petit lait, avec addition quelquefois d'un gros de sel d'Epsom, comme fondant, et comme on dit, *en lavage*. Alors il purge doucement. Les personnes très-nerveuses font bien de lui associer l'eau distillée de fleurs d'orange. Il est d'une énergie spécifique dans les attaques d'apoplexie *passive*. On le donne alors à quatre, six et même huit grains, à raison de l'inertie de l'estomac, si les premiers ne produisent rien. Il est des cas où l'on doit lui préférer l'ipécacuanha, vomitif pris dans la classe des végétaux, et plus doux. S'il y a hernie, on ne doit administrer ni l'un ni l'autre, sans préalablement recourir à des moyens de la contenir. En cas d'abus d'émétique, on a de puissans antidotes dans le vinaigre, la limonade, le kinkina, et surtout dans le mélange de vinaigre et magnésie, cité plus bas. Il est une autre préparation antimoniale, qu'on nomme *kermès*. On en triture de un à trois grains avec quelques gouttes d'huile récente, un gros de gomme arabique, ou un demi-jaune d'œuf et autant de sucre ; on verse dessus une tasse d'infusion de tilleul, ou de tussilage bien chaude, on boit par cuillerées. Cette potion, qu'on peut aromatiser avec la fleur d'orange; est expectorale et sudorifique. On peut prendre graduellement à très-haute dose, le kermès, selon *Giannini*, dans le traitement de la sciatique.

Le jalap est une poudre végétale et à très-vil prix ; c'est peut-être la purgation la plus fidèle, en la donnant à la dose convenable de vingt-cinq à quarante grains, selon l'âge, le sexe, la force, la constitution, la circonstance. On peut l'associer à égale quantité de crême de tartre et de sucre, dans un véhicule approprié, tel qu'un bouillon aux herbes, chaud, ou une tasse de thé. C'est la base du *sucre orangé* et de *l'eau de vie allemande*. En cas de superpurgation, un bouillon gras, du kinkina, l'eau sucrée, sont d'excellens correctifs. La gratiole, l'asarum de notre pays, peuvent remplacer le jalap.

La crême de tartre, (tartrite acidule de potasse), convient merveilleusement lorsqu'il faut employer un purgatif acide. On la rend soluble par l'addition d'un huitième d'acide boracique : on la donne d'une once à deux, en deux fois, à un quart d'heure de distance ; on verse sur le tout, une tasse d'eau bouillante ; on agite la poudre, on laisse déposer et tiédir ; on décante et l'on boit, en laissant le fond. La seconde fois, on opère de même, toujours sans boire la lie. On peut l'aromatiser par dix à douze gouttes de citron, qui lui donne le goût de limonade. On boit à chaque selle, du thé ou du bouillon aux herbes. Il est des acides minéraux bien plus énergiques, tels que l'acide sulfurique, l'acide nitrique, et leur emploi exige la plus grande circonspection.

Le *kinkina* est encore le fébrifuge le plus actif. On peut ajouter à sa vertu, en lui associant tantôt le cachou, tantôt la cannelle, tantôt le *quassia amara*, ou le sel ammoniac, ou l'éthiops martial (oxide noir de fer). Ces substances le purgent du reproche qu'on lui a fait de causer des obstructions, donné en substance. Ce tort existe peut-être plus dans la manière de l'administrer, que dans son propre usage. Les novateurs le donnent sans préparation, sans auxiliaire, sans purgation préalable, et dès le début de la fièvre. Excepté dans la *fièvre insidieuse*, faisons toujours précéder son emploi de quelques purgatifs; et même, dans cette funeste et rapide maladie, ne le donnons qu'après avoir fait prendre l'émétique, qui joint au mérite d'évacuer les premières voies et de les mieux disposer à digérer le kinkina, celui de relever l'énergie du système général. On le donne en poudre, en extrait, en vin, en sirop. En poudre, il se prend de deux gros à une once, et même plus, par jour, en plusieurs doses, dans du thé, du vin, du bouillon; en extrait, de demi-gros à demi-once; en vin, de quatre cuillerées à huit par jour. Cette dernière manière est la meilleure dans les fièvres intermittentes, parce qu'il est plus diffusible, et qu'un véhicule spiritueux ajoute à sa vertu tonique. Il n'est personne qui ne connaisse le mérite de la composition connue sous le nom de *vin de Séguin*. Il est quelques succédanées indigènes du kinkina : les meilleurs sont le marronier d'Inde, le saule, l'absinthe, la petite centaurée, la camomille, le chardon-béni, la gentiane.

L'*opium* est un médicament héroïque ; mais il est infidèle, et ne doit être donné qu'avec la plus sévère circonspection. A petite dose, il est calmant ; à plus haute dose, il est éminemment stimulant : mais ces propriétés sont relatives à la constitution de l'individu qui l'emploie. Dans les insomnies, peut-être est-il plus sûr de lui préférer l'eau de laitue ou le sirop d'orgeat ; mais dans les vives affections de l'âme, dans les profondes angoisses, il endort la douleur, et charme les tortures des blessés. Appliqué en compresses imbibées sur les plaies, et surtout sur les cancers ouverts, il enchante le mal, suspend les souffrances, et fait taire la plainte. On l'emploie avec succès en liniment dans les rhumatismes. C'est la base de la thériaque, ce monstre pharmaceutique, le triomphe de la médecine, le désespoir de la chimie. L'opium enchaîne les coliques, arrête les dysenteries, les superpurgations, suspend toutes les évacuations, calme les affections hystériques ; mais donné à haute dose dans les adynamies, il ranime la flamme vitale avec plus de succès et moins de danger que le phosphore. Dissous dans le vin d'Espagne, c'est le *laudanum ;* uni au sucre, c'est le *sirop diacode.* Si l'on veut le donner comme somnifère, il est prudent de commencer par un demi-grain, un grain, 5 ou 10 gouttes de laudanum, une once ou deux de sirop. On recommande sa préparation sous le nom de *gouttes de Rousseau*, dans lesquelles il est dépouillé de sa qualité vireuse. On le donne aussi sous forme d'extrait gommeux; d'un quart de grain à un grain, dans un excipient. On peut retirer, par infusion, des têtes du pavot indigène, un suc qui a des vertus à peu près analogues. La jusquiame, la belladona, l'aconit, la morelle, la valériane, la digitale pourprée, peuvent aussi le remplacer à certains égards.

Le *mercure* est encore un des médicamens qu'on peut également déprécier ou exalter suivant son abus ou son usage. Donné par une main sûre, il est spécifique dans plusieurs maladies, et surtout dans les affections scrophuleuses, et celles vénériennes. Il reçoit différens noms, suivant ses préparations : turbith minéral, précipité, sublimé, aquila alba, sirop de Cuisinier, rob de Laffecteur, dragées de Keyser, pilules de Belloste, onguent Napolitain, etc. Il n'est point de médicament qui ait été aussi torturé, autant soumis aux calculs du charlatanisme, aux épreuves de la médecine, aux expériences de la chimie, aux tentatives de l'alchimie. Administré en frictions, c'était le traitement le plus ordinaire de la syphilis; mais il exige du repos, un régime, une habitation chaude, de l'aisance, et beaucoup de précautions. On accuse cette méthode de laisser dans les systèmes vasculaires, après le traitement, du mercure sous forme coulante. Le muriate suroxigéné de mercure (le sublimé), est un des plus grands présens que la chimie ait fait à la médecine; mais son emploi demande beaucoup de prudence. On le donne ordinairement, intérieurement à la dose de six à dix grains, dans deux livres d'eau bien pure, dont on met une cuillerée dans une tasse de lait bu chaud le matin, à jeun, en s'abstenant, pendant le traitement, de crudités et de liqueurs spiritueuses. Nous lui préférons quelquefois la préparation connue sous le nom de *prussiate de mercure*, dix-huit grains dissous dans une pinte d'eau, dont on prend dans une tasse d'infusion appropriée, une cuiller à bouche à café, selon l'âge, la force de la constitution, le sexe, l'intensité du mal, etc. (Voyez notre *Manuel Populaire de santé*.) Uni au sirop de bois sudorifiques ou à leur simple décoction, il fournit un médicament plus doux. Les indigens peuvent remplacer ces bois par le buis ou les racines de bardane, coupées et séchées au four.

Vingt-quatre grains de sublimé, dissous dans une pinte d'eau, avec addition de quatre onces d'eau de Cologne ou d'eau de vie, constituent *l'eau de Mettemberg*, qui, employée en lotion, est indicative, curative et préservative de la gale. Elle décide l'éruption, si le virus existe; elle le guérit, elle en préserve, si l'on s'en frotte, matin et soir, le corps, et surtout les articulations, avec une éponge, dans une chambre chaude, sans s'essuyer ensuite. On boit quelque tisane de chicorée sauvage, de bourrache, de scabieuse, ou toute autre diaphorétique. La solution de sublimé avec addition de gomme arabique, donnée en injection, constituait le préservatif tant vanté de *Préval*.

Le cinabre, espèce de mine de mercure, contenant du soufre, phorphirisé et mêlé au succin en poudre, projeté sur des charbons ardens, donne une fumigation merveilleuse pour les ulcères vénériens, les aphtes, et même les cancers ouverts. (Voy. l'ouvrage cité.)

Autant qu'on pourra, il est plus prudent de ne point donner le mercure à l'intérieur; et c'est ici qu'il semble que la méthode iatraleptique, surtout celle de Cyrillo, est bien préférable à l'ingestion par l'estomac.

L'*ammoniaque* est un sel neutre, résultant de la combinaison de l'acide marin avec l'alcali volatil jusqu'à saturation. Son usage est très-fréquent en médecine. Les sels ammoniacauxvitrioliques et nitreux, ne doivent pas être employés. Ce sel est un de ceux qui produisent le plus de froid artificiel par leur dissolution dans l'eau. Il n'est ni purgatif, ni diurétique, comme les autres sels neutres; mais reproduisant les qualités inhérentes aux deux bases qui le composent, il est fondant, apéritif, et surtout sudorifique, secondé par des bains de vapeurs. Il réussit merveilleusement dans les affections de la peau, les rhumatismes chroniques, la goutte irrégulière dont la matière est mobile, dans les hydropisies commençantes, dans les scrophules, les engorgemens de la rate, du foie, du mésentère. Il est fondant de la graisse sans danger; enfin, il est très-indiqué après l'emploi des alcalis fixes, à la suite des paralysies, des apoplexies passives ou séreuses, et surtout dans les fièvres intermittentes. Le sel ammoniac se donne en poudre à la dose de demi-gros à un gros, par dissolution dans une pinte d'infusion appropriée, ou de quatre à six grains dans un looch. On le mêle très-avantageusement au kinkina, dans la proportion d'un à deux gros par once de kinkina, dont il rend l'emploi plus sûr, et moins suspect de causer des obstructions; enfin, uni à l'extrait d'absinthe ou d'aunée, de germandrée, de centaurée, de gentiane, de benoite, etc., et à l'éthiops martial (oxide de fer noir), il constitue un fébrifuge indigène très-recommandable.

L'*ammoniaque* liquide ou alcali volatif fluor, est un stimulant très-propre à réveiller l'action vitale et le sentiment, porté sous le nez en cas d'asphyxie, de somnolence, de syncope, et un excellent sudorifique, étendu par gouttes dans une boisson carminative. On nomme *eau de Luce*, une préparation ammoniacale plus faible. L'alcali volatil se retire de l'ammoniaque par un procédé particulier : on l'emploie avec succès dans les maladies privées d'une fièvre suffisante pour déterminer la coction. Dans la petite vérole, par exemple, s'il y avait affaissement des boutons non mûris ; uni à l'huile dans une proportion du quart, il donne un liniment merveilleux dans les douleurs de rhumatisme, en appelant à la peau l'humeur perspiratoire. Nous l'avons employé avec un succès décidé dans la proportion de moitié avec l'huile, appliqués sur des compresses serrées autour des malléoles et des poignets, pour combattre l'invasion de l'accès fébrile, et dénaturer sa périodicité. En entourant les pieds d'un linge qui en était impregné, nous avons déterminé des métastases vers ces extrémités. Employé pur, mais avec précaution, c'est un vésicatoire très-fidèle, très-actif, peu douloureux, et qui n'a point, comme les cantharides, le danger d'irriter le système urinaire, en exaltant l'irritabilité nerveuse. L'eau de chaux et l'huile unis, forment un savon d'une médiocre consistance; on y ajoute de l'alcali volatil ; on trempe dans ce mélange un morceau de toile de la grandeur du vésicatoire que l'on désire établir, et on le pose sur la peau après l'avoir frottée avec une brosse molle. Mêlé à l'acide du vinaigre, il compose *l'esprit de Mendérerus*, un des plus énergiques antiseptiques connus dans les esquinancies dangereuses, où les gargarismes ne peuvent arriver jusqu'aux aphtes fistuleux. Une dissolution de chaux, jetée dans une solution de sel ammoniac, dégage un alcali volatil qui s'échappe en vapeurs, lesquelles, reçues dans la bouche, cicatrisent rapidement ces ulcères. Employé intérieurement, étendu d'eau, et extérieurement, pur, c'est le spécifique de la morsure ou piqûre de quelques insectes, de la tarentule, des mouches à miel, des guêpes, ainsi que du scorpion et de la vipère. Il est également d'un heureux usage dans la brûlure, appliqué avant l'inflammation et la naissance des *cloches*, au moyen d'un linge qu'on en imbibe. Peyrilhe, sur la foi du docteur Sanchez, l'avait annoncé comme un antivénérien infaillible. Il avait raison quand la syphilis est acide (pour rentrer dans notre système général); mais on lui préfère, dans ce cas, et dans les scrophules et les métastases laiteuses, l'alcali fixe. Sa causticité s'oppose à ce qu'il soit jamais administré seul intérieurement; mais on le donne sous forme concrète dans un bol, un opiat à la dose de six à douze grains, ou associé à l'opium, ou à l'huile essentielle de succin, ou sous forme liquide, étendu dans un véhicule, par exemple, de quinze à trente gouttes dans quatre à huit onces d'infusion de bothrys ou de fleurs de tilleul, en ayant soin, à raison de sa volatilité, de ne le mêler au breuvage qu'au moment de le prendre, et seulement six à dix gouttes par tasse. Uni à la décoction de kinkina, c'est à la fois un excellent fébrifuge, un tonique puissant, un précieux antiputride.

L'*éther* est une liqueur très-limpide, très-volatile et très-inflammable, qu'on retire par la distillation de l'esprit de vin déflegmé par l'addition d'un acide ou sulfurique, ou nitrique, citrique, acétique, etc. On a trop abusé de ce médicament qui, prodigué, exaspère plutôt qu'il ne guérit les affections nerveuses, qu'il ne calme que par engourdissement, résultat d'une titillation portée à l'extrême. Donné sobrement, *parcâ manu et guttatim*, il dissipe les coliques, les maux de tête, d'estomac, les indigestions, les pandiculations, les syncopes, les palpitations, le hoquet, les spasmes nerveux, les affections hystériques. On ne l'emploie pas assez à l'extérieur. Appliqué au creux de l'estomac, il calme par enchantement le système nerveux; en compresses sur la tête, il enlève la migraine miraculeusement; employé en friction, il réduit les hernies même étranglées, en produisant une subite rétraction des parties par le froid artificiel résultant de sa rapide exhalation. On nomme *gouttes anodynes d'Hofmann*, une préparation éthérée plus douce.

La *magnésie* est une terre calcaire, *sui generis*, absorbante, propre à s'emparer des acides des premières voies qui causent les aigreurs de l'estomac, les rapports, les hoquets. Il faut la donner enveloppée dans du pain à chanter, et la moins détrempée possible, pour que son action soit plus entière sur les acides qu'elle rencontrera. Elle se prend à la dose d'un demi-gros à un gros; on peut y joindre un peu de cannelle ou d'*acorus verus*, ou de *calamus aromaticus*, ou de rhubarbe, ou de cachou, ou de kinkina, suivant l'indication. Associée au suc de limon ou au vinaigre près du lit du malade, elle peut constituer une potion antiémétique. Elle est très-propre à arrêter le hoquet et le vomissement, par le gaz acide carbonique qu'elle dégage dans son effervescence. On peut la remplacer par la poudre d'yeux d'écrévisses tamisée, ou celle d'écailles d'huîtres.

Le *nitre* ou salpêtre, est le produit de la lessive des terres ou des murs souterrains en quelque contact avec l'air extérieur. Ce sel est très-apéritif et rafraîchissant; on le donne à la dose de quinze à trente grains, dans une pinte de tisane légère, pour favoriser l'émission des urines. On l'unit au camphre, et on les donne en pilules dans les fièvres putrides, et pour prévenir l'inflammation des conduits urinaires lors de l'emploi des cantharides.

Le *camphre*, huile essentielle, concrète, tirée par sublimation d'une espèce de lavande, est le calmant le plus efficace et l'antiputride le plus sûr que nous connaissions. Uni à l'aloës, au kinkina, à la myrrhe, au nitre, il forme la poudre antigangreneuse, dont nous avons donné la recette, dans la dernière guerre, avec un succès merveilleux. On l'employait surtout avec une réussite qui tenait du prodige, dans les sphacèles résultantes de la gelée des extrémités, dont elle bornait et arrêtait aussitôt les progrès. Etendu autour des bords du vésicatoire, il atténue l'effet de l'esprit pénétrant et volatil des mouches cantharides sur la vessie. Dissous dans l'eau par l'intermède d'un jaune d'œuf et de sucre, il forme un looch antiputride, calmant, très-convenable dans les paroxismes de fièvres malignes, accompagnées de soubresauts des tendons.

Le *soufre* est un minéral précieux dans toutes les affections de la peau. Fondu, pulvérisé et incorporé dans deux fois son poids de graisse de porc récente, il donne une pommade contre la gale, en s'en frottant, tous les soirs, les articulations, ou seulement la paume des mains, à la dose de deux gros chaque fois, pendant huit à dix jours, durant lesquels on boit une tisane de fumeterre, de saponaire ou de sureau. On prend intérieurement un looch soufré ou des pastilles, de manière à prendre par jour de dix à vingt-deux grains de soufre. Sa préparation, connue sous le nom de *foie de soufre*, ou sulfure de potasse (deux à quatre onces pour vingt seaux d'eau chaude), donne un bain très-propre à guérir la gale; on y reste une heure ou une heure et demie. Huit ou dix bains suffisent pour guérir cette dégoûtante incommodité.

L'*alun* est un sel neutre, puissamment astringent. On s'en sert pour toucher et cautériser les aphtes qui ne sont pas vénériens. Dissous dans l'eau, on en imbibe des linges, dont on fait des tentes pour arrêter les hémorragies du nez, les pertes de l'utérus; dans les piqûres, les déchirures d'artères, dans les blessures compliquées; en attendant qu'un homme de l'art puisse venir faire la ligature, poser un point de compression méthodique, faire enfin un pansement convenable. On ne doit jamais prendre l'alun intérieurement, même à la plus petite dose, sans une grande circonspection et l'avis du médecin. Calciné et réduit en poudre, on l'a vanté contre le croup, en le projetant dans la gorge par insufflation, au moyen d'un tuyau de plume ou de paille; et nous avons vu des débris de membrane rejetés par cette manœuvre, qui demande de la patience et de l'adresse. Uni à la sabine, l'alun calciné est employé à consumer les chairs baveuses des ulcères, les bourgeons charnus des plaies, les verrues et les cors aux pieds qu'on a eu soin d'extirper auparavant.

Le *savon* est un composé d'huile et d'alcali; il est légèrement caustique, fondant et purgatif.

Son mode inégal de fabrication doit rendre très-suspect son emploi interne, et nous avons publié, dans le n°. 83 de l'an XVIII de notre *Gazette de Santé*, un procédé qui assure l'innocuité de son usage. On le donne à la dose de douze à vingt grains par jour. Les suppositoires de savon stimulent le tube intestinal chez les enfans et provoquent des évacuations ; mais souvent aussi, on doit à leur action irritante, les *chutes d'anus*. On fait, avec le savon et le mercure, ou la ciguë, un emplâtre fondant très-convenable dans les obstructions du foie, les engorgemens de la rate, les empâtemens de l'abdomen, des glandes du cou, de l'aine, de l'aisselle, du mésentère, les melliceris, etc.

Les *cantharides*, que peut-être on devrait rejeter de l'emploi pharmaceutique, sont des scarabées indigènes à la France, ailés, au long corsage, de couleur verte-dorée, abondant surtout sur le hêtre, de la feuille duquel ils sont très-avides, et où leur présence est indiquée par une odeur fétide assez semblable à celle du renard. Desséchées, réduites en poudre et appliquées sur la peau, les cantharides ont la propriété d'y exciter des ampoules et d'y causer une vive irritation qu'on entretient par un onguent approprié : c'est ce qu'on nomme des *vésicatoires*. On a quelque raison de penser que cet insecte n'est point celui qu'employaient en pareil cas les Anciens. Si l'on en croit la description de Dioscorides, ils se servaient au même usage de la *mylabre*, qui vit sur la chicorée. Il serait à désirer qu'on fît sur ce coléoptère, ou ses analogues, des expériences qui découvriraient peut-être chez eux la même propriété vésicante, sans y rencontrer l'excessive causticité qui fait rejeter l'usage intérieur de la cantharide, et engage même à ne s'en servir extérieurement qu'avec la plus grande précaution, à raison de son extrême action irritante sur les voies urinaires, surtout chez quelques personnes. Tels sont les meloë, les carabes, les ténébrions, les cicindèles, les carites, les coccinèles, etc. On a découvert que le meloë, réduit en poudre, a une vertu odontalgique (*sicut et testium sudor*), spécifique en plusieurs cas; et l'on sait que la dépouille de la plupart des chenilles, des ailes du papillon, emportées par les vents, ou même leur seul toucher, cause des demangeaisons sur la peau où le hasard les a déposés. On récolte les cantharides au mois de juin, au coucher du soleil ou avant son lever. On secoue les branches qui en sont chargées; elles tombent en pluie d'or, et cette chasse serait très-agréable, si l'on n'était suffoqué par une vapeur ammoniacale tellement pénétrante, qu'on fait prudemment de se prémunir de masques et de gants. On expose les cantharides, prises sur des tamis fermés à la vapeur du vinaigre, qui les fait mourir ; tant est puissante cette loi générale de la nature, cette action continuelle d'absorption, de pénétration réciproque des acides et des alcalis ! On les enferme dans une toile claire, imbibée de cette liqueur, puis on les étend au soleil en les remuant avec un petit bâton ; on les serre ensuite dans des bocaux tapissés intérieurement de papier et exactement fermés. Elles conservent plusieurs années leur vertu vésicante, qui se met à profit en médecine, en étendant cette poudre sur un mélange de cire et de graisse qui prend alors le nom *d'onguent épispatique*. On fait bien de ne l'employer jamais sans lui associer le camphre réduit en poudre, et semé autour du vésicatoire sur un cercle de cérat. Le contre-poison des cantharides, prises intérieurement comme aphrodisiaque, par un abus qui prouve plus le libertinage que l'érudition chimique de ceux qui en font usage, est l'huile et l'orgeat. En cas d'action trop vive sur l'appareil urinaire, on se trouve très-bien de lavemens émolliens avec l'huile de térébenthine. Peut-être ferait-on bien de substituer dans la pratique, aux cantharides, le sain-bois ou garou, qu'on appelle aussi, thymelea et daphne-mezereon. Son écorce, macérée pendant douze heures dans de bon vinaigre, produit sur l'épiderme une ampoule suffisante pour y déterminer une suppuration. Elle n'a peut-être pas une action vésicante aussi rapide, mais l'ustion par le fer rouge, la brûlure par l'eau bouillante, par l'ammoniaque, par la chaux vive, l'euphorbe, le titymale, les semences de poivrier noir recommandées par le docteur Wauters, l'acide acétique (le vinaigre radical), remplaceraient avec avantage ce mode d'érosion de la peau, et l'irritation secondaire est bien mieux décidée, bien mieux entretenue par l'onguent de Garou que par celui fait avec les cantharides, qui porte et conserve dans tout le système des causes sans cesse renaissantes d'irritation et d'alcalescence. Les ventouses sèches ou scarifiées, le moxa, le séton, trop dédaignés par les Modernes, seraient souvent substitués avec le plus grand avantage aux cantharides.

L'*agaric*, très-improprement décoré de ce nom, qui, scientifiquement, appartient au genre *amanite*, lequel contient des espèces dangereuses et d'autres très-innocentes, décrites par Linnée, Gmelin, Schœffer, Balsch, Hoffmann, Vaillant, Bulliard, Lamarck, Ventenat et le docte Paulet, n'est, dans l'acception que nous lui donnons ici d'après Tournefort, autre chose que ce champignon coriace, ce fungus demi-ligneux, sessile, dont on fait l'amadou, et dont le caractère botanique est d'avoir sa surface inférieure criblée de pores ronds. Il croît sur la tige des arbres, surtout au pied des vieux chênes. On doit la découverte de sa propriété à un chasseur qui, blessé et perdant son sang, tomba sans connaissance au pied d'un arbre couvert de cette excroissance fougueuse, qui, pressée par hasard sur sa blessure, arrêta l'hémorragie. Il agit mécaniquement, comme corps spongieux, doué d'un principe stiptique, et il doit entrer à ce titre dans l'appareil d'une boîte de médicamens. Comme le bouc émissaire, l'agaric semble être chargé d'expier, par son utilité, les ravages causés par la nombreuse famille des champignons, tous au moins indigestes comme assaisonnement, et la plupart mortels comme aliment.

Qu'on ajoute à ces moyens pharmaceutiques en petit nombre, l'air, le feu, l'eau, le lait, le vin, l'huile, le sel, le fer, le pain, les œufs, le miel, la moutarde, le tabac, le thé, le café, le sucre, le charbon, des sangsues, une lancette, un bistouri et une sonde, et l'on aura complété, selon nous, l'énumération des agens de l'arsenal galénique.

L'*air* est le premier moyen de curation,

celui sans lequel tous les autres sont sans succès. Les Anciens l'appelaient *pabulum vitæ*. Il corrige, par son excessive mobilité et son extrême facilité de déplacement et de décomposition, les miasmes putrides déposés dans son sein. Il excite et alimente le feu.

Le *feu*, à son tour, épure l'air dont il emprunte son activité. C'est le plus énergique, à la fois, des caustiques et des cicatrisans.

L'*eau* est le premier dissolvant de la nature; et peut-être, mieux conseillé, l'homme devrait-il borner à son usage toute la thérapeutique. Glacée, elle arrête les hémorragies, elle réduit les hernies, elle calme les vomissemens, modère la salivation, fortifie la vue, et facilite la digestion en concentrant la chaleur animale; froide, elle apaise la soif en causant un plaisir indicible; tiède, elle provoque le vomissement; chaude, elle est purgative et sudorifique; bouillante, elle est caustique et vésicatoire; en vapeurs, elle est relâchante; en bain, elle est émolliente; en demi-bain, elle est dérivatoire; en lavement, elle est laxative.

Le *lait* est le premier aliment de l'enfance; c'est celui des phthisiques, des vieillards prématurés, que des excès vénériens ou des jouissances solitaires ont exténués : il entretient encore chez eux le flambeau pâlissant de la vie.

Le vase où on le prend importe beaucoup à sa destination ou à sa réussite. Autre est le lait de la femme, de la chèvre, de la cavale, de la renne, de l'ânesse, de la brebis, de la vache. Pris au sein d'une femme saine, fraîche, jeune et belle, en observant la plus sévère continence, il hâte, d'une manière enchantée, la convalescence des jeunes gens tombés dans le marasme. Il convient aux convalescens qui ne peuvent encore s'assimiler des sucs trop substantiels, ou confier à leurs forces digestives l'élaboration des fibres animales. Il arrête, il suspend les effets des poisons corrosifs. Quelques goutteux lui ont dû le terme de leurs maux et leur retour à la santé. C'est l'excipient des cataplasmes émolliens. Le *petit-lait* est rafraîchissant et laxatif : il convient aux constitutions *actives*. Le *beurre* frais est un aliment très-sain. Mêlé au sucre ou au miel dans une tisane appropriée, il facilite l'expectoration; étendu sur la poirée, il sert à panser les vésicatoires, à entretenir les cautères. C'est un onguent préparé par la nature. Le *lait de beurre* est calmant et légèrement purgatif. Le *fromage frais* donne une nourriture rafraîchissante, un topique délicieux pour les inflammations locales; affiné, il excite l'appétit, nourrit bien et facilite la digestion.

Le *vin* est cordial, fébrifuge, restaurant; létifiant, aphrodisiaque; *sine Baccho Venus friget.* Il a été chanté par les Sages et les poëtes, et un roi qui fut l'un et l'autre, a immortalisé ses vertus dans ses proverbes orientaux. Selon les climats, il est astringent à Bordeaux, généreux en Bourgogne, apéritif en Champagne, spiritueux sur les bords du Rhin, spirituel sur les coteaux d'Arbois, lourd sur les rives de la Loire ou dans les plaines de Surêne, stomachique en Espagne, froid le long des eaux de Moselle ou du Rhin, sirupeux en Italie, léger sur les rivages du Don, brûlant sur les pics de l'Etna, du Caucase, de Ténériffe, du Cap de Bonne-Espérance, et sur les collines pierreuses de Tockai. Mêlé à l'huile et au miel, il est vulnéraire : c'est le baume du Samaritain. Associé au fer, il est astringent; à l'eau, c'est la meilleure des tisanes. Uni au miel et chaud, c'est un excellent gargarisme pour certains maux de gorge lymphatiques (passifs), et il fournit une bonne injection dans les leucorrhées. Passé à l'acescence, il fournit le *vinaigre*, acide végétal, antiputride, énergique, très-propre à étancher la soif et à modifier les ulcères, étant étendu d'eau. Uni au miel et à l'eau, il constitue l'*oxicrat*, boisson également propre au goût et à la santé, dans les cas d'exubérance alcaline. On a employé avec succès contre la rage le vinaigre pur. Evaporé sur une pelle rougie au feu, il corrige la mauvaise odeur de l'air et les miasmes ammoniacaux. Uni à l'ail, au camphre, c'est la base de la composition antipestilentielle connue sous le nom de *Vinaigre des Quatre-Voleurs ;* parce que, dans la peste de Marseille, quatre voleurs, munis de cet antidote, exercèrent impunément la spoliation des maisons pestiférées. Le vinaigre ordinaire peut remplacer le citron, la grenade, la groseille, l'épine-vinette, la crême de tartre; concentré, il supplée avec plus de sécurité aux acides minéraux, sulfurique, nitrique, etc. C'est par le vinaigre qu'on extrait la partie caseuse du lait bouillant sur le feu, et qu'on veut convertir en petit-lait.

L'*huile* est émolliente et sédative. Mêlée au jaune d'œuf, au lait ou à l'eau de chaux, elle est spécifique pour la brûlure. C'est un antidote dans les empoisonnemens par les acides, tels que l'eau-forte, le vert-de-gris, l'arsenic, le sublimé, etc. Mêlée au sucre, elle donne une émulsion salutaire dans les rhumes. Combinée au soufre, elle constitue un bon liniment anti-psorique. Employée en friction, elle délasse en relâchant les muscles, surtout à la suite d'un bain chaud, et conserve les molécules aqueuses en bouchant les pores. Elle est nécessaire dans la pratique du massement. Devenues rances, plusieurs huiles très-innocentes deviennent un poison. Chez les Anciens, elle était vouée, avec le sel et le vin, au service des autels.

Le *sel* (muriate de soude) est purgatif et antiseptique. Il excite l'appétit, sert de condiment à nos mets, favorise la salivation et par conséquent la digestion ; il défend les viandes de la corruption. Mêlé à l'eau, il est laxatif en breuvage et en lavement ; mis en sachet sur les tumeurs lymphatiques, il est fondant ; étendu dans un bain, il est très-approprié à la cure des affections de la peau, des rhumatismes, des dartres, des engelures ; pris par la bouche, il est antiapoplectique et stimulant.

Le *fer* est d'une très-grande utilité en médecine, indépendamment de ce qu'il fournit à la chirurgie des instrumens précieux. Les préparations martiales sont toniques, emménagogues. Uni par la nature aux eaux thermales, il offre, à Bussang, Châteldon, Forges, Pyrmont, Spa, Vichy, Vals, des bains et des boissons également salutaires. Sous le nom de safran de mars, il ranime les forces digestives, donne au sang menstruel son impulsion, rétablit son cours, et ravive le teint de la jeune vierge décolorée. Il est très-convenable dans les leucorrhées. Nous donnerons plus bas l'indication du *vin antileucorrhéen*, avec une rapide digression sur le préjugé qui condamne le traitement de cette inféconde incommodité.

Le *pain* est l'aliment d'une grande portion des habitans du globe. Linguet en a combattu l'usage, en faisant plus preuve de subtilité d'esprit que de bon sens. S'il l'a condamné comme effet ou cause de la civilisation, on conviendra qu'il a fait un grand circuit pour aborder sa thèse. Le choix du pain importe beaucoup à la santé. Hippocrate, qui semble n'avoir rien omis, recommande qu'il soit gros, pour être moins desséché et plus nourrissant; cuit au four, et non sous la cendre; rassis, il est bien plus sain que mangé tendre. Le pain de froment convient mieux aux tempéramens passifs; celui de seigle aux constitutions actives, qui ont plus besoin d'une diète relâchante. On le cuit mieux en France qu'en tout autre pays. Le pain offre aux malades un des élémens du *decoctum album*, très-favorable dans les dysenteries; un cataplasme émollient avec sa mie et le lait; une tisane avec sa croûte rôtie. Séchée au four et pulvérisée, puis associée au miel ou au sucre et à l'eau, sa croûte donne une très-saine panade pour les enfans du premier âge, et bien préférable à la *bouillie* indigeste dont on farcit leur estomac.

Les *œufs* sont un des plus précieux dons de la bonne Nature. On peut les assaisonner de mille manières. Frais, c'est un aliment excellent et de facile digestion; délayé dans l'eau bouillante et sucrée, il donne une émulsion soporative, connue sous le nom de *lait-de-poule*. Le jaune d'œuf offre un intermède, un moyen de suspension de plusieurs substances non solubles dans l'eau, telles que l'huile, le camphre, le soufre, la térébenthine, etc. Torréfié et durci, l'œuf donne une huile pour les gerçures du sein des nourrices, préférable à celle du cacao, qui est rarement fraîche. Le blanc d'œuf sert à clarifier les sucs des plantes et des liqueurs spiritueuses. Il entre dans la composition du lut chimique, et il donne une colle très-tenace.

Le *miel* est le sucre de l'Europe, et le remplace souvent, en effet, sans pouvoir être remplacé par lui. Il donne un aliment sain, un breuvage agréable. Fermenté avec les plantes, c'est la base de l'*hydromel*, qui, lorsqu'il est vieux, est comparable aux meilleurs vins des Canaries. Nous en avons bu à Kowno et à Wilna, qui ne leur cédait en rien en effet. Il donne un baume excellent pour les plaies, et surtout pour les brûlures. Nectar exprimé du calice des fleurs, il fut la nourriture de l'homme sortant des mains de la Nature.

La *moutarde*, au contraire, est un stimulant inventé par l'homme civilisé. Soit qu'elle soit composée avec le sénevé. Soit qu'elle soit une préparation du raifort, c'est un végétal anti-scorbutique et propre à corriger les dangers de la diète animale ; elle fournit un sinapisme pour attirer, à quelque extrémité du corps, les humeurs, et surtout celle de la goutte.

Le *tabac*, fumé ou mâché, est, dit-on, anti-scorbutique. Je le crois plus propre à consoler des ennuis d'une longue navigation, d'une faction isolée, d'une solitude prolongée. Son action stupéfiante est singulièrement remarquable sur les marins et les soldats ; d'un effet très-contraire à celui de l'opium, stimulant à petite dose, il est soporatif à dose élevée ; pris en poudre, il détermine, vers les fosses nazales, un flux de sérosités, si son usage n'est pas dégénéré en habitude. On prétend qu'il arrête les hémorragies du nez, apparemment en y entretenant une irritation habituelle qui gonfle et finit par oblitérer les vaisseaux sanguins. Sa décoction donne un lavement stimulant recommandé dans les asphyxies, ainsi que sa fumigation.

Le *thé* est la feuille d'un arbuste de la Chine, préparée sur des tables de cuivre ardentes, avant de nous être envoyée. Tour à tour trop prôné et trop déprécié, il a une qualité stiptique qui donne du ressort à l'estomac, et, pour cette raison, on donne son infusion avec succès dans les indigestions qui exigent une grande quantité d'eau chaude en breuvage. Peut-être, au reste, sa merveilleuse propriété est-elle due à ce liquide essentiellement dissolvant. Nous avons remarqué en Flandre, en Hollande, en Angleterre, en Russie, où l'on en fait abus, qu'il rend la fibre lâche, et donne une graisse molle et un teint blafard. On pourrait, en France, le remplacer très-avantageusement par la sauge et le bothrys, qui sont d'un parfum bien autrement suave.

Le *café*, fruit d'un arbre de l'Arabie Heureuse, assez semblable au cerisier, accélère la circulation, ranime la force vitale, aide la digestion, éloigne le sommeil, arrête le vomissement; c'est l'Hippocrène des poëtes. Il convient aux constitutions passives. Les Turcs boivent pendant tout le jour cette infusion aromatique. On compose un excellent fébrifuge, en mettant dans une tasse de café à l'eau, le jus d'un citron, et en buvant ce mélange une heure avant l'accès, avec la précaution de rester bien couvert dans un lit bien chaud.

Le *sucre* est l'extrait d'un roseau qui souvent fut arrosé des pleurs de celui qui le cultive. Espérons qu'on ne verra pas renaître ces temps d'oppression et de barbarie !!! C'est un aliment très-substantiel, un purgatif très-doux, un vulnéraire très-puissant, un résolutif très-actif, un phagédénique très-sûr, selon les diverses formes sous lequel on l'emploie. La cassonade est extrêmement relâchante : uni à l'eau froide, le sucre donne une boisson très-digestive ; mêlé à l'eau de vie, il fournit un cordial très-vigoureux ; fermenté, il donne lui-même un esprit très-estimé, connu sous le nom de *rhum*. Le sucre candi ou cristallisé, réduit en poudre très-fine avec de l'ardoise et soufflé dans l'œil au moyen d'une paille, guérit les taies extérieures ; uni à la crême de tartre et au kinkina, c'est un bon dentifrice ; appliqué sur les ulcères, il ronge les bords calleux, assouplit les fibres et cicatrise promptement.

Le *charbon* est le produit de la combustion du bois. Il jouit d'une propriété antiseptique merveilleuse. On peut l'employer intérieurement et extérieurement. Pilé, tamisé et uni au soufre et au beurre, on en couvre avec succès la tête pour guérir la teigne, et on peut en prendre quelques bols pour aider l'action du médicament. Le charbon convient dans les pâles-couleurs et l'affection ictérique, la saburrhe des premières voies, les engorgemens glaireux, les dégénérescences putrides. L'eau corrompue, filtrée par un diaphragme fait de cailloux, de poudre, de grès et de charbon mêlés, recouvert d'éponges, perd chimiquement sa propriété putride. Il sert à filtrer et décolorer les liqueurs, les sirops. Il est très-propre à entretenir l'eau fraîche et salubre dans un voyage de long cours, et l'on a même pu boire de l'eau de la mer passée à un filtre de charbon. On peut, par les ardeurs de l'été, transporter impunément les viandes qu'on en saupoudre, parce qu'il est très-mauvais conducteur du calorique. C'est la raison pour laquelle on l'emploie dans la cémentation. Le russe Lowitz est le premier qui ait eu l'idée de charbonner l'intérieur des tonneaux destinés à contenir l'eau pendant une longue traversée. C'est le charbon qui est la base des moyens employés par l'utile compagnie qui fournit les *eaux épurées de Paris.* Un médecin, justement estimé à Pétersbourg, d'une sagacité naturelle, et doué d'un instinct médical étonnant, le docteur Kamineski fait, avec le plus grand succès, du charbon, la base de sa thérapeutique.

Il n'est personne qui ne connaisse la *sangsue*, sorte de reptile aquatique, dont les propriétés hygrométrique, barométrique, thermométrique, anémométrique, sont moins certaines que celles de se nourrir aux dépens des animaux auxquels il s'attache. Son corps oblong, très-contractile, terminé par deux extrémités très-dilatables, et qui, comme la trômpe de l'éléphant, ont une puissance d'adhérer en formant le vide, est composé de muscles circulaires qui lui aident à exécuter ses mouvemens de progression et de succion. La tête est plus pointue que la partie postérieure. Sa bouche est triangulaire, armée de trois dents assez fortes pour percer, non-seulement la peau d'un homme, mais le cuir d'un cheval ou d'un bœuf. Au fond de la bouche, est un mamelon aspirateur, destiné à sucer le sang de la triple plaie de l'animal piqué. Comme le sang est le résultat le plus pur de la nourriture digérée, la sangsue qui se l'approprie, n'a pas besoin d'anus pour rejeter les parties indigestibles, et on ne lui en découvre pas. Il est probable, dit Morand, que les parties hétérogènes qui résultent de cette assimilation, sont séparées par la transpiration, et forment cette matière onctueuse qui lubrifie leur peau, et se dépose en filamens noirâtres dans les vases remplis d'eau où on les conserve. Les sangsues sont hermaphrodites et vivipares; elles se mangent les unes les autres, quand elles souffrent de la faim. Elles s'attachent aux poissons, aux larves des insectes, aux vers aquatiques; elles peuvent vivre plusieurs mois sans manger. Le sel, le tabac, l'eau de vie font mourir les sangsues, et on se sert de ce moyen pour les faire tomber. Si on les arrachait de vive force, elles laisseraient la tête dans la plaie, ce qui peut occasionner des accidens graves, et si on les coupait en deux, elles continueraient de sucer et causeraient une hémorragie interminable. Si l'on a eu le malheur d'avaler une sangsue, une eau chargée de sel, un demi-verre d'eau de vie, un verre de vin salé, la font bientôt mourir et rejeter sans danger. (Voy. la *Gazette de Santé*, n°. 68, 21 mai 1806.)

La manière d'appliquer les sangsues, est infiniment simple. On la choisit à jeun, et, à cet effet, on la garde hors de l'eau pendant trois à quatre heures. On la pose sur l'endroit à piquer, qu'on peut légèrement frotter de lait ou de sang, en pinçant légèrement, avec l'ongle, la partie opposée à la tête. Bientôt, vaincue par la douleur, ou alléchée par l'appétit, la bestiole se fixe où on le désire. Si on veut plus sûrement qu'elle ne dépasse pas tel endroit indiqué, on l'enferme sous un petit verre, dont on appuie les bords sur la peau jusqu'à ce que la sangsue soit fixée.

Ce moyen est très-efficace dans les ophtalmies sanguines, les hémorroïdes aveugles, les retards des menstrues, pour rappeler le sang à ses couloirs naturels, dans les douleurs pungitives de côté, les chutes, les coups reçus, les esquinancies, les afflux tumultueux de sang sur une partie; enfin, dans tous les engorgemens sanguins. Au reste, c'est l'arme des médecins peu familiers avec la lancette, depuis qu'ilotes révoltés, les chirurgiens essaient de désavouer la suprématie doctorale, et refusent de pratiquer les saignées qu'ils n'ont pas eux-mêmes ordonnées. Espérons que, sous un Gouvernement régulateur des rangs, la hiérachie médicale recouvrera ses droits.

La *lancette* est l'instrument spécial des chirurgiens, et dans la crainte qu'on nous accuse d'empiéter à notre tour sur leurs fonctions, nous nous bornerons à dire que son exercice demande infiniment d'habitude et de dextérité; que son abus touche de près à son usage; qu'on saigne encore trop dans les villages, peut-être pas assez dans les grandes villes, surtout les femmes enceintes, et dans le cas de pleurésie, de péripneumonie, de frénésie, d'apoplexie sanguine ou de chute. Si l'insurrection chirurgicale continue, on ne trouvera pas, dans vingt ans, un homme qui daigne et sache saigner. Les ventouses scarifiées suppléent très-souvent avec avantage à la saignée par la lancette. Dans la plupart des cas qui exigent une prompte déplétion, les sangsues offrent un mauvais remplacement.

Le *bistouri* est l'arme naturelle de l'anatomiste, de l'opérateur. Moins honoré que l'épée, il a rendu plus de service au genre humain, et il semble qu'Homère ait voulu faire allusion à ce double emploi du fer, en disant que la lance d'Achille guérissait les blessures qu'elle faisait. Avec le couteau et la scie, le bistouri peut suffire dans la plupart des opérations. Il a établi l'impérissable mémoire des Paré, des Dionis, des Morand, des Dessault, des Pelletan, Boyer, Deschamps et Dubois.

La *sonde* est également un instrument de chirurgie ; elle est en fer ou en argent ; elle est quelquefois en gomme élastique, ayant pour noyau une tige de fer. Cylindrique, plus ou moins courbe à l'extrémité, elle offre un tuyau percé par les deux bouts, et que l'on introduit dans la vessie pour en évacuer l'urine, sonder un calcul, élargir le canal, ou pour tout autre accident. La sonde ronde a une courbure en S, et demande une main très-exercée à son introduction. Le resserrement du sphincter de la vessie, et l'inflammation du tissu spongieux de l'urètre, sont deux obstacles quelquefois insurmontables. On a vu, dans des cas pressans, désespérés, des maîtres de l'art, que nous ne nommerons point ici, se frayer une route à la pointe de l'algalie.

Il y a deux manières de sonder : la première, par-dessus le ventre; la seconde, par-dessous. Dans la première, on fait asseoir le malade sur le bord de son lit, les pieds à terre et le tronc renversé. On prend, avec le pouce et les deux premiers doigts allongés, la sonde trempée d'huile; on la présente à l'orifice du gland mis à découvert et contenu par la main gauche. On la fait pénétrer dans l'ouverture de l'urètre jusqu'à l'arcade; alors on fait faire à la sonde un mouvement de bascule qu'on nomme *tour de maître*, et qui consiste à lui faire faire un demi-tour opposé à celui où elle est, de manière que la sonde, dont la concavité regardait le scrotum, répond alors au pubis. On retire alors doucement la sonde, de façon que son bec se glisse sous l'arcade des os pubis, en étendant un peu le gland pour que la sonde franchisse librement le passage membraneux en cet endroit de l'urètre. Cet obstacle surmonté, reste celui formé par l'éminence nommée *verumontanum*, qui se franchit en inclinant le pavillon de la sonde pour élever l'extrémité opposée qui, bientôt, pénètre l'orifice de la vessie, pour peu qu'on ait le soin de le reconnaître, en la tournant légèrement à droite et à gauche, ou mieux encore, en la dirigeant par le doigt introduit dans l'anus. Une fois entrée, on retire le stilet; on laisse écouler l'urine, et on fixe la sonde, en l'attachant par deux petits rubans qui partent de chaque oreille du pavillon pour faire le tour des cuisses.

La seconde manière consiste à introduire la sonde de façon que sa partie concave regarde le pubis, et alors on est dispensé de pratiquer le *tour de maître*, la sonde se trouvant dans la direction naturelle pour parvenir sans effort à traverser la courbure du canal de l'urètre. Si la difficulté d'introduire la sonde, décide à la laisser quelque temps dans la vessie, il ne faut pas qu'elle y reste trop de temps, parce qu'elle pourrait devenir le noyau de concrétions calculeuses qui déchireraient au retour la membrane urétrale.

Il y a des sondes pour femme, presque droites. Nous avons dit qu'outre les sondes de métal, il en est en gomme élastique, avec ou sans mandrin. Ces dernières, par leur flexibilité, sont très-propres à suivre toutes les sinuosités de l'urètre, sans le blesser, et sont préférables, surtout dans le cas de rétrécissement de son canal, en graduant l'emploi de leurs divers diamètres. On s'en sert aussi pour porter des médicamens dans l'urètre, ou pour y rappeler un écoulement répercuté : par exemple, dans le cas d'une ophtalmie vénérienne. Ce sont de véritables *sparadraps* roulés. Ces sondes ont alors le nom de *bougies*, qui rappellent le mot heureux d'un courtisan qui, interrogé par la reine sur la nature des occupations de *Ledran*, dont alors chacun exaltait, avec raison, les talens, et n'osant pas les préciser, répondit : « Madame, cet homme prend » nos vessies pour des lanternes ».

On se sert de la sonde courbe, cannelée à sa partie convexe, pour assurer la progression du lithotome dans l'opération de la taille; alors il prend le nom et les fonctions de *catheter*.

Il est une autre espèce de sonde improprement appelée de ce nom. C'est une sorte de stilet, ou petite verge d'acier arrondie, destinée à sonder la profondeur d'une plaie, d'une blessure. Le plus souvent elle a une cannelure propre à guider la marche du bistouri ou des ciseaux, lorsqu'il s'agit de faire une incision, un débridement, d'aggrandir une plaie, de déboucher un conduit fistuleux, sans courir le risque d'offenser les parties voisines, de causer une hémorragie, ou de faire fausse route. On y ajoute des ailes pour la contenir plus aisément.

On voit, par ce que nous venons d'exposer sommairement, que la Médecine peut réduire à très-peu d'agens ses moyens de guérison. De ceux que nous avons classés, on pourrait encore en retirer quelques-uns, et la moitié de ce qui reste est du régime journalier. Heureux le médecin qui, sachant mettre à profit les choses jugées les plus communes, connaît toutes les ressources pharmaceutiques, sans se plaire à en accroître la liste et les besoins ! ! plus heureux les malades qui savent faire choix d'un médecin riche de moyens aussi simples, qu'ingénieux et désintéressés ! !

Mais, malgré ces moyens curatifs, nous insistons encore pour professer l'opinion qu'ont toujours adoptée les médecins vraiment érudits, et convaincus de l'importance de leurs fonctions ainsi que des ressources de la nature. « La nature suffit à tout : *Natura omnibus sufficit,* » dit Hippocrate (tom. I, *de Alimento*, pag. 594; et quelques lignes plus bas : « La diète est le premier médecin. *In alimento medicina, optimum* ». Il ajoute plus bas encore, pag. 597 : « La nature n'a pas besoin de médecin : *Naturæ omnium nullo doctoræ usæ sunt* ». Il avait dit plus haut, dans le même tome, pag. 251 : « Il faut soigner les incommodités avant qu'elles aient dégénéré en maladies : *Verum opportet providere, antequam ad morbos perveniant* ». « La Médecine diététique, dit Huxham, est trop négligée ; pour être simple et modeste, elle n'en est pas moins la méthode de guérir la plus naturelle, la plus efficace, la moins dangereuse ». Celse a dit textuellement : « *Omn iumoptima sunt quies et abstinentia.... solaque abstinentia, sine ullo remedio medetur* » (liv. III, cap. 2). Le régime est le mode de guérison des riches. Aux pauvres, il faut des médicamens, parce qu'ils n'ont ni temps, ni argent à dépenser pour attendre la guérison ; mais c'est aux dépens de la longévité.

Plus certain de prévenir les maladies que de les guérir, le vrai médecin emploie avec activité toutes les ressources de la nature dès le le début ; mais il attend avec prudence les crises, craignant de les troubler par un empressement hâtif ou inconsidéré. Au reste, discret et dévoué, savant et modeste, déférent mais ferme, pudique et désintéressé, sobre et franc, sensible, mais courageux, patient et vif ; il faut qu'il soit à la fois doué d'un coup d'œil rapide et d'un jugement sain ; qu'il joigne au bon esprit un bon cœur ; à l'art de bien juger celui de bien convaincre ; à la science des détails le génie de l'ensemble ; enfin, qu'il se montre plus observateur de faits qu'avide de théories ; qu'il soit grave sans tristesse, et gai sans folie ; affectueux sans indécence, et caressant sans trivialité ; spirituel sans prétention, et savant sans pédantisme : en un mot, que, conseil, confident, ami de ses malades, il sache exercer sur eux son empire plutôt par l'ascendant de la morale, que par l'effet douteux et inégal des médicamens ; plutôt par la persuasion, que par la science ou la crainte, et conserver cet ascendant irrésistible sans s'en prévaloir jamais. Voilà le véritable médecin ; et si ce portrait cesse d'être celui des praticiens de nos jours, nous le disons avec regret, mais nous osons prédire, qu'avant trente ans, la Médecine sera rayée des rangs de l'ordre social.

« *Satius est præcavere quam curare morbos,* » a dit un Sage. Traçons donc à l'homme en santé, et qui veut la conserver, quelques conseils courts, d'une facile exécution et d'une intelligence aisée.

I. *Rien de trop* est la première, la plus indispensable maxime : elle s'étend à tous les actes de la vie. Elle vous dit : Ne prolongez point votre sommeil au-delà du besoin ; ne faites point d'exercice forcé ; restez sur votre appétit ; ne prolongez point vos veilles dans la nuit ; ne vous reposez point avec excès ; ne travaillez pas outre mesure ; ne fêtez au-delà de vos forces, ni Bacchus, ni Vénus ; ne vous livrez point à vos passions, ni même à l'étude, à la société, à la solitude avec excès. *Ne quid nimis.*

II. Il est sage de se faire visiter tous les mois par un homme de l'art, qui explore si quelque dérangement imprévu ne s'est point opéré dans la structure osseuse, dans la disposition palpable ou visible des parties molles ; s'il n'y a point hernie, luxation, diduction, origine de loupe, de varices, de polype, d'ulcère, d'épanchement lymphatique, de carie des dents, de goutte sereine, de torsion de la colonne vertébrale. *Principiis obsta.*

III. Ouvrez tous les matins les portes et les fenêtres de l'appartement où vous aurez couché. Gardez-vous bien de rester dans une chambre où l'on aura allumé soit du charbon, soit même de la braise, surtout s'il n'y a point de courant d'air : le moindre mal qu'on puisse en éprouver, est un violent mal de tête qui ne se dissipe que par le grand air et l'application de bandeaux imprégnés de vinaigre. Evitez les lieux où le nombre des personnes est dans une proportion trop grande pour la quantité d'air pur qu'il contient, et qui ne peut être facilement renouvelé. On a évalué à 30 pieds cubes, la somme d'air atmosphérique que chaque personne consomme par heure. Une alcove tenant un lit pour deux, contient 420 pieds cubes d'air, qui serait altéré en une nuit par les deux personnes, si elle est hermétiquement fermée, ou même placée dans une chambre à une température très-chaude. Les fleurs odorantes ne doivent point rester dans la chambre où l'on couche. Il est dangereux d'entrer dans un lieu où sont en fermentation ou en évaporation des liqueurs, comme la bière, le cidre, le vin, l'eau de vie, etc. Les maisons nouvellement bâties, exhalent des vapeurs ou de chaux, ou de plâtre, ou de peinture, ou de vernis, qui affectent les nerfs et les poumons. Le danger sera d'autant plus grand, qu'on les habitera pendant l'évaporation causée par des feux allumés. Avant d'y demeurer, il faut que l'air ait séché les murs, et qu'il n'y reste aucune trace d'humidité, surtout au rez-de-chaussée.

IV. La plupart des maladies sont contagieuses, par les miasmes que versent dans l'air les malades avec lesquels on habite. N'usez pas sans précaution de leurs habits, de leur lit, etc. Le meilleur désinfecteur est l'air. Voici une recette très-propre à épurer l'air d'un lieu qui a besoin d'être sanifié. Versez quatre onces d'acide sulfurique concentré sur quatre onces de sel de cuisine, et un gros de sel de nitre imprégné de deux onces de forte eau de vie, et mis dans une assiette : il s'élève aussitôt une vapeur éthérée dont l'odeur est acide, sans être trop pénétrante, et qui neutralise les miasmes alcalescens répandus dans l'air.

V. Le sommeil sur l'herbe ou dans des chambres humides, la promenade le long des rivières après le soleil couché, causent des fièvres intermittentes. Les habitans des pays où sont des eaux dormantes, feront bien de mobiliser et épurer l'air par de grands feux. Deux grands médecins, Hippocrate et Acron, ont recouru à ce moyen dans la peste d'Athènes. Les habitans des pays marécageux doivent dormir peu, se nourrir d'alimens succulens, boire du vin, le matin un peu d'eau de vie, et faire des frictions sèches. Ils allumeront même en été du feu, et y feront sécher souvent leurs draps et leurs couvertures. En tout pays, il est dangereux de dormir les fenêtres étant ouvertes.

VI. Ne passez pas brusquement d'un lieu chaud à un lieu froid, et craignez de vous exposer, dans un appartement chaud, à un *coup d'air*. La partie du corps qui la reçoit n'a pas à elle seule l'énergie qu'auraient toutes les parties, si elles y étaient exposées, pour y opposer une réaction générale. Voilà pourquoi un vent coulis enrhume, ou pourquoi on prend un rhume de cerveau, si on a couché sans bonnet, le reste du corps étant bien chaudement couvert. Après un rhume, l'effet le plus ordinaire et le plus heureux d'une transpiration répercutée par le froid, est une diarrhée qu'il faut favoriser; mais en rappelant ensuite à la transpiration par une boisson qui porte à la peau.

VII. Ne quittez point votre habit, ne buvez pas frais, ne vous reposez point à l'ombre, ne vous exposez point à une fenêtre ouverte, si vous êtes en sueur. Tâchez de changer de linge, ou buvez un verre de vin pur, et tenez-vous en haleine par un peu d'exercice graduellement diminué, de manière à faire cesser la sueur en augmentant la transpiration. Tout homme, et surtout les ouvriers et les personnes qui s'enrhument facilement, devraient porter de la laine sur la peau, et surtout éviter de laisser sécher sur eux leurs habillemens mouillés par la pluie

VIII. Une chambre de malade doit être échauffée à la température de dix à quinze degrés. Les poêles ont l'inconvénient d'élever trop celle des appartemens; et c'est plutôt leur usage, que le froid de l'hiver, qui cause les rhumes. Il est bon de poser sur les poêles un vase d'eau, dont l'évaporation compense la perte de l'humidité que la chaleur enlève à l'air.

IX. Le froid et l'exercice sont très-sains, surtout aux personnes fortes et bien portantes ; les valétudinaires doivent moins s'y exposer ; les femmes en couche, les asthmatiques, les personnes qui ont des éruptions à la peau, ou qui sont sous l'empire d'un régime médical, les convalescens, les vieillards, doivent l'éviter. Il est surtout dangereux de s'y exposer au sortir d'un grand dîner. Le froid avec l'humidité sont très à redouter.

X. Ne verrons-nous donc pas cesser cette mode outrageant à la fois les mœurs et la santé, en exposant aux inclémences de l'air la poitrine et les bras des femmes, qui devraient être bien averties, par les accidens de leurs compagnes, de la relation qui existe entre l'organe pulmonaire et la peau, dont les fonctions ne peuvent être suspendues, sans que celles de l'autre ne soient entravées.

Dans les climats dont l'atmosphère éprouve subitement d'inconstantes vicissitudes, il est prudent d'être plutôt chaudement vêtu que trop à la légère. Le meilleur vêtement est celui qui est chaud et léger. Les vêtemens blancs sont moins chauds que les autres. On doit éviter les ligatures, qui gênent le libre exercice des mouvemens. Les *bretelles* ont, à cet égard, mal remplacé les ceintures, en comprimant le ventre, la poitrine, et en courbant la colonne dorsale ; de même que les bottes ont déformé les jambes : on ne voit plus de mollets à nos jeunes gens. Quant aux cors causés par des chaussures trop étroites, la douleur en dira plus que nos conseils.

XI. Le lit doit être sans rideaux, sans alcôve (ouverte même), composé de deux matelas et un sommier, une couverture, un traversin : point de lit de plume. La tête doit être plus élevée que le tronc, qui doit l'être plus que les pieds. Cet avis regarde surtout les asthmatiques et les personnes disposées à l'apoplexie, par un cou court, un tempérament aauguin, etc.

XII. L'extrême propreté est l'un des plus surs moyens de santé. Changez souvent de linge, usez fréquemment de bains, de frictions sèches. La température d'un bain ordinaire doit être telle, qu'en s'y plongeant on ne trouve l'eau ni chaude ni froide, de vingt à vingt-six degrés, et relativement à sa propre température, qui est de trente-un à trente-quatre chez l'homme. Le bain chaud, mais court, est stimulant et indiqué, quand il faut appeler du centre à la superficie, par exemple, une éruption rentrée : prolongé, il est très-débilitant et peut causer des vertiges, des hémorragies, des syncopes, en accélérant la circulation du sang qui se porte avec impétuosité au cerveau. Les bains tièdes sont calmans, relâchans, rafraîchissans. Les bains froids sont toniques pour les personnes fortes, débilitans pour les faibles. Si la peau reste constamment pâle, si l'on éprouve un sentiment continu de mal-aise, pendant toute la durée du bain froid et après en être sorti, il n'est pas indiqué. Le bain froid est surtout dangereux quand on est en sueur. On ne doit se baigner que cinq heures après avoir mangé, et même plus si le repas a été considérable, et si l'on a largement bu. On peut manger dans le bain. Les lotions froides et partielles sont préférables aux bains froids entiers, pour les personnes faibles. On se trouve bien de se faire frotter le corps avec de la laine ou une brosse molle en sortant du bain, et même de se faire masser six fois par an.

XIII. Les lotions froides de la tête ne sont pas sans danger, et c'est la plus sérieuse objection à faire contre la coiffure à la Titus ; cependant, si l'habitude en a été prise dès l'enfance, elle peut avoir lieu, en ayant le soin de s'essuyer ensuite la tête très-exactement avec un linge chaud ; mais, si la tête est sujette à des sueurs, à des éruptions, la poudre, en s'imbibant de ces sérosités, est préférable aux lotions qui ferment les pores; et l'usage peu fréquent d'un peu de pommade, donne à la peau une souplesse qui favorise ces sécrétions dont la suppression cause les fluxions, les maux de dents, de tête, de gorge, les rhumes de cerveau, les migraines. Les lotions froides sont préférables aux lotions chaudes, pour cet usage et pour celui de la toilette des femmes. Nous conseillons aux hommes qui attachent du prix à la conservation de leurs dents, de laisser croître leur barbe autour du cou.

XIV. Un usage très-sain est celui de prendre, tous les mois, une douche ascendante, dont l'effet est de nettoyer entièrement le tube intestinal, de prévenir les engorgemens, les hémorroïdes, les obstructions, d'obvier aux constipations et de guérir les maux de tête. Ces maux sont souvent dus à l'usage des parfums qui émoussent l'odorat. Les médecins surtout doivent y renoncer, à raison de l'exquise sensibilité des malades et surtout des femmes.

XV. Plût à Dieu que l'homme pût se nourrir de roses, d'oranges, ou du moins de miel et de lait, comme aux premiers jours du monde. Être angélique alors, il semblerait indépendant des besoins qui asservissent la triste humanité et la rapprochent des plus grossiers animaux; mais, organisés comme eux, à la réserve de la dose d'un rayon plus exquis d'intelligence, nous partageons leurs goûts, leurs besoins, leurs plaisirs et leurs vices. La conformation dentaire de l'homme annonce qu'il est également carnivore et frugivore; mais son goût dominant est pour la diète animale. C'est ici surtout que l'influence des tempéramens doit déterminer l'habitude alimentaire. Les bilieux, les sanguins se trouvent bien d'une nourriture végétale abondante en acide : les flegmatiques, les mélancoliques s'accommodent mieux des viandes riches en principes alcalins; c'est la diète convenable aux enfans et aux femmes, qui font bien de la mêler avec la diète végétale.

XVI. Gens riches, voulez-vous ménager et réparer vos forces digestives et conserver un bon estomac malgré vos excès, faites abstinence une fois par mois. Pauvres gens, voulez-vous donner à votre estomac une énergie nouvelle, faites tous les trois mois un excès à dîner, et plutôt dans le boire que dans le manger. Mais, ducs ou porte-faix, reines ou bergères, restez sur votre appétit à chaque repas. On s'est trompé, en conseillant de faire plusieurs petits repas par jour : on use ainsi les forces de son estomac dont on multiplie les fonctions, dont le travail perpétué recommence quand l'autre est à peine achevé. Obligé d'ailleurs de réagir sur lui, pour exécuter son mouvement péristaltique de trituration, il finit par se resserrer et ne pouvoir plus contenir la quantité ordinaire d'alimens. L'estomac doit être entièrement vide une fois par vingt-quatre heures. On doit faire trois repas, le déjeûner, le dîner et le souper, et ce dernier doit être très-modique chez les gens du monde : c'est le meilleur repas des ouvriers rentrés de leurs travaux.

XVII. Évitez les indigestions et préférez le dégoût de vomir avec le doigt, au risque de garder une digestion pénible. Buvez ensuite de l'eau chaude, puis de l'eau froide, et soyez sobre pendant plusieurs jours. Préférez à la soupe qu'on appelle *mitonnée*, des croûtes rôties que vous trempez seulement dans le bouillon, et qui, excitant le travail des dents, font jaillir des glandes salivaires un suc éminemment digestif. Ne mangez point d'alimens pour lesquels vous ayez une antipathie confirmée ; mais ne vous faites point légèrement de ces répugnances qui souvent sont inspirées par l'imagination. Mangez davantage en hiver ; mais en tout temps soyez sobre. La sobriété est la compagne de la longévité, comme l'intempérance a pour escorte les maladies. L'homme s'approche d'autant plus de la Divinité, qu'il a moins de besoins. Platon fut le plus sage et le plus sobre des hommes. Caton, Cicéron, Galien furent des modèles de tempérance et de vertu. Héliogabale, Tibère, Néron furent des prodiges de gloutonnerie et de vices. Cornaro, né faible et valétudinaire, dut à son régime sévère un siècle d'existence. Les solitaires du désert ne se nourrisaient que de dattes, de racines; ils buvaient de l'eau de fontaine, et mouraient centenaires. Gassendi, Newton et ceux qui, comme eux, ont obtenu une longue carrière, l'ont achetée par la plus exacte tempérance.

XVIII. Les viandes corrompues, le pain fait de grains fermentés, les vins tournés, portent dans les voies alimentaires des principes de septicité très-dangereux. Les animaux morts de maladies, peuvent causer des contagions s'ils servent de nourriture. Cet article est très-important à surveiller. La variété des mets est dangereuse : deux plats, dont l'un gras, l'autre maigre, tel devrait être le menu des repas. Les assaisonnemens de haute saveur sont dangereux parce qu'ils augmentent l'appétit, émoussent le goût, et portent, dans le système, des principes d'irritation ; ils ne conviennent qu'aux constitutions flegmatiques. Un préjugé contraire prête aux viandes bouillies une qualité qu'elles n'ont point, puisque l'eau en retire les principes les plus nutritifs ; elles doivent être grillées ou rôties ; le bœuf, le mouton, la volaille, le gibier, le poisson (de mer surtout), les légumes, les fruits bien mûrs, du pain bien cuit, de l'eau pure et légère, du vin vieux, voilà les alimens qui flattent le goût, nourrissent bien et assurent une vieillesse exempte d'infirmités, si leur quantité ne nuit pas à leur qualité. Les pituiteux, les mélancoliques, peuvent boire un peu de liqueurs spiritueuses et de café, qui ne réussissent pas aussi-bien aux bilieux et aux sanguins. Le vin réchauffe l'estomac et convient aux vieillards, surtout dans les saisons et les pays humides, et lorsque les vents de sud et de sud-ouest soufflent ; mais ce conseil ne doit pas être trop étendu, et l'intempérance, nuisible à tous les âges, l'est encore plus aux vieillards, qu'il n'est pas rare de voir périr d'apoplexie à la suite d'indigestions. Les liqueurs fortes leur sont très-dangereuses.

XIX. Les hommes de lettres, les personnes replètes, sanguines, les valétudinaires, les asthmatiques doivent souper très-légèrement. On ne doit pas changer sur-le-champ de régime alimentaire, et ce conseil s'adresse surtout aux jeunes gens qui passent d'une campagne où les mets sont grossiers, à la ville où la table est plus recherchée, et qui paient d'une maladie leur avidité : il regarde aussi les nourrices, dont on croit augmenter le lait et la santé en les changeant de manière de vivre, et dont l'estomac se refuse à des mets inconnus qu'il ne peut digérer. En défendant ces brusques changemens, nous n'interdisons point les variations dans le régime, et même quelques écarts qui redonnent du ton à l'économie, surtout chez les personnes vigoureuses et saines, qui vivent dans la société ; car, quant à celles qui observent une diète extrêmement sévère et réglée, elles font bien d'y persévérer, et le moindre excès leur serait très-préjudiciable. La sobriété est la mère de toutes les vertus, comme l'oisiveté est celle de tous les vices.

XX. Chacun est le meilleur juge de la bonté de son estomac, et nous n'en établirons point ici les signes ; nous préférons donner quelques conseils pour remédier aux mauvaises digestions.

XXI. Nous ne donnerons qu'un aperçu des moyens de digestion, parce que nous préparons un travail général sur le moyen d'opposer aux indigestions des remèdes appropriés au caractère de chacune, en consultant plus l'expérience que les lumières de la chimie, trop souvent démentie en physiologie par l'empyrisme. Le premier moyen d'assurer la bonté de sa digestion, est de ne pas introduire d'alimens dans l'estomac, s'il n'a pas digéré ceux qu'il avait reçus. L'usage de *manger peu et souvent*, comme on dit, sous prétexte de ménager son estomac, est le moyen de l'affaiblir en exerçant sans cesse ses fonctions. Or, ce travail perpétuel est dangereux dans un organe qui met toujours quatre à cinq heures pour la perfection complète de chacun, et qui doit être embarrassé à recommencer avec une substance, une opération déjà commencée avec une autre; ce n'est pas, d'ailleurs, la quantité des alimens pris, mais celle des alimens digérés qui nourrit. Tout ce qui est reçu au delà est plus nuisible qu'avantageux, et voilà pourquoi tant de grands mangeurs sont si maigres, et quelques personnes sobres si grasses.

XXII. Un des moyens les plus sûrs pour assurer ses digestions, est d'étudier et fixer la nature de son estomac. Tel estomac est froid et digère longuement; tel autre est doué d'une chaleur extrême et digère rapidement. Le choix des alimens doit être relatif à cette différence de constitution, et l'expérience en apprend plus là-dessus que la science. Insistez donc sur le régime de l'observation, duquel résultent une digestion facile, une tête libre, un sommeil léger, l'exercice facile des facultés physiques et morales. Si, malgré ces précautions, on éprouve des indigestions, les uns feront bien de quitter le vin pour se mettre à l'eau, ce premier dissolvant de la nature; les autres, au contraire, de ranimer par un peu de vin l'énergie musculaire du viscère engourdi. Le vin de Bordeaux, à raison de son âpre stypticité, est surtout éminemment tonique, et réussit généralement mieux que les vins de Bourgogne, dont l'usage convient mieux à tels autres tempéramens. C'est encore l'expérience qui révèle le secret de ces indications.

Dans le cas d'indigestions subite et non habituelle, on doit avoir égard aux mets dont on s'est nourri : ainsi, les indigestions de pain tendre et d'huîtres se traitent avec succès par le lait; celles de viandes, par l'eau chaude très-légèrement acidulée ; celles de coquillages, par exemple, d'écrevisses ou de moules contenant des crabes, par la limonade ; celles de glaces, par l'eau froide, etc. Mais l'expédient le plus sûr, le plus prompt, est le vomissement soit mécanique, soit par les émétiques, si l'estomac n'est pas tellement distendu qu'il puisse régir encore sur lui. Cette recette n'a pas été inconnue des Anciens, dont on vante l'urbanité, et qui ne rougissaient pas d'avoir, près de la salle à manger, un vomitoire où ils allaient vider leur estomac, pour venir tenter un nouvel assaut à table.

L'eau froide, la glace même, prises, non pas immédiatement à la fin du repas, comme la mode en a introduit la funeste habitude, mais après que le premier effort de la digestion est fait, sont des moyens excellens de digérer; mais il faut convenir encore qu'à cet égard, les estomacs ont les caprices les plus étranges et les plus dissemblables : tel digère avec la glace, et tel autre veut une tasse de thé bouillant; tel, un verre de kirchewaser; tel autre, un verre d'orgeat. Le café, à raison de ses principes amers et aromatiques, possède une propriété éminemment digestive, qui s'accorde avec le goût; mais il est dangereux pour les tempéramens nerveux, irritables, sanguins. Il convient aux constitutions flegmatiques, mais seulement s'ils n'en font point habitude. Il est indiqué dans les pays où l'on boit de la bière ou du cidre : son abus cause, à la figure, des éruptions boutonneuses. On a trop vanté et trop déprécié les liqueurs spiritueuses. Prises en trop grande dose, elles conservent, en effet, les alimens, et retardent le travail de la digestion ; bues très-modérément, elles le favorisent et le décident chez quelques estomacs paresseux. Elles sont surtout convenables aux personnes replètes, aux habitans des pays marécageux, dans les pays chauds où la transpiration est trop abondante. Elles sont plus saines quand on y joint un peu de sucre qui émousse leur activité.

XXIII. La meilleure boisson est celle que la nature à répandue sur toute la surface du globe, comme la nourriture la plus saine consisterait en fruits, en légumes, en miel, en œufs, en lait, qui n'ont besoin de subir aucune préparation pour se convertir en un aliment aussi salubre qu'agréable. Mais la civilisation, en rapprochant les hommes, a énervé leurs forces, altéré leurs goûts, augmenté leurs besoins; et il faut à l'homme en société, du vin, du pain et de la viande.

Il est pourtant vrai que plus il est sobre, même de ces substances jugées nécessaires, et plus il conserve la vigueur de son esprit et de son corps, plus il atteint une longue et heureuse vieillesse. La meilleure eau est celle qui est limpide, légère, inodore, dont la saveur est vive et fraîche. Elle doit dissoudre entièrement le savon, faire cuire aisément les légumes, bouillir promptement, se refroidir vite, enlever rapidement par infusion l'arôme et le goût des végétaux. L'eau rendue acide par un peu de vinaigre ou avec le citron, est très-saine dans les ardeurs de l'été. Elle est préférable, ainsi acidulée, pour les ouvriers exposés aux rayons du soleil. On peut la rafraîchir en exposant à un courant d'air le vase qui la contient, ou en l'entourant d'un linge mouillé exposé au soleil, et sans cesse imbibé d'une eau renouvelée. L'usage de l'eau chaude est nuisible à la santé, parce qu'elle est plus privée d'air. L'eau trop froide cause des coliques, et enlève à l'estomac la chaleur qui lui est nécessaire pour digérer. Elle provoque les flueurs-blanches des femmes.

XXIV. Le vin pris avec mesure, est létifiant et cordial ; bu immodérément, il affaiblit les facultés morales et les forces physiques, à raison de l'excitation continuelle qu'il entretient. Par cette raison, les grands buveurs sont nuls à jeun : il leur faut le stimulant accoutumé pour les remonter au ton convenable. C'est une pendule qui ne marque plus l'heure qu'avec un poids triple pour la force de ses rouages, dût se rompre le grand ressort.

XXV. On a trop prôné et trop blâmé l'emploi du thé. « On ne saurait nier, dit Haller, qu'il » ne cause pour quelque temps certaine gaieté » dans les pensées, certain feu poétique : c'est » pourquoi j'en conseille l'*usage modéré* à ceux » qui se portent bien..... Il facilite les sueurs ; » il empêche de dormir ; il lave, nettoye l'es- » tomac surchargé ».

D'un autre côté écoutons Zimmerman : « J'ai » remarqué que le thé rend le pouls lent et

» faible, cause des palpitations de cœur, des » suffocations hystériques, le tremblement, » des vertiges, des pâles-couleurs, des éva- » nouissemens, des flueurs-blanches, si com- » munes chez les Flamandes et les Hollandaises » qui en abusent ».

Terminons par ces paroles du médecin le plus probe peut-être qui ait existé, à mon choix : « Ces théières, pleines d'eau chaude, sont la » boîte de Pandore, avec cette différence qu'elles » ne laissent pas même l'espérance, mais la » tristesse et le désespoir ». (Tissot.) Gardez-vous de ce que l'on appelle médecine et saignée de précaution : en se soumettant à ces habitudes, on change son état de santé contre une constitution valétudinaire que le moindre choc ébranle, que le moindre coup renverse. Vous avez perdu l'appétit; la langue est chargée; l'haleine fétide? Eh bien, faites diète; vivez à vos dépens; buvez de l'eau; prenez des bains, des lavemens, et vous guérirez sans appeler le médecin.

XXVI. La transpiration est le premier régulateur de la santé. Elle est plus forte quatre ou cinq heures après dîner, la nuit pendant le sommeil, et le matin en sortant du lit : il est donc dangereux de s'exposer alors brusquement au froid, surtout humide, sans être bien vêtu.

Une boisson chaude, le bain chaud, les frictions sèches, l'exercice un peu violent, le lit, la rétablissent promptement. Le vin chaud et sucré peut ajouter au danger d'une maladie inflammatoire : or, la plupart des maladies des gens de travail sont de ce caractère, et c'est eux surtout que nous avons en vue, en signalant ce préjugé. Il faut ordinairement se garder de supprimer une sueur habituelle, ou un vésicatoire ancien, un ulcère, un cautère, sans consulter un homme de l'art, honnête et instruit. Il est imprudent de faire couper ses cheveux, puis de sortir s'il fait froid. La mode des cheveux coupés à la Titus, est moins saine que celle des cheveux longs et poudrés. La poudre forme avec la sueur une sécrétion utile ; au lieu que l'usage de se laver la tête, répercute la transpiration, et donne lieu aux ophtalmies, aux phthisies, aux affections glandulaires, bien plus communes qu'autrefois.

XXVII. On ne doit se retenir ni d'uriner, ni d'aller à la selle. Cette dernière fonction doit avoir lieu au moins toutes les vingt-quatre heures, sinon, il faut avoir recours aux lavemens dont on a exagéré les dangers de l'usage. On peut, d'ailleurs, recourir à un régime humectant ; et il est bon, dit Locke, de se présenter au siége tous les matins après déjeûner, avec ou sans besoin, pour vaincre la constipation. On peut, d'ailleurs, s'exposer à la vapeur d'eau bouillante, ou introduire dans l'anus un suppositoire de savon huilé. Nous dirons du tabac ce que nous avons dit des liqueurs spiritueuses : fumé, il ne convient qu'aux tempéramens pituiteux, ou qui font usage de boissons aqueuses, ou qui demeurent dans une atmosphère humide et des lieux bas : pris en poudre, il ne remédie, comme les boucles d'oreilles, que pendant les premiers temps aux affections pour lesquelles il a été ordonné ; il a de plus le défaut d'affaiblir la sensibilité de l'organe cérébral, et de paralyser l'odorat.

XXVIII. Il est dangereux de quitter une vie molle pour une vie trop active ; mais il l'est davantage d'abjurer une vie occupée pour l'inaction. Il faut se créer, ou plutôt se conserver une occupation obligée. Ce conseil regarde aussi les personnes qui passent six mois à la ville et six mois à la campagne. Il faut autant que possible conserver ses vieilles habitudes, ou n'en pas brusquer le changement si elles sont mauvaises, tant au moral qu'au physique. Un marchand quittant son commerce, un homme rompant brusquement avec la société qu'il aimait, avec le spectacle qu'il fréquentait, ne vivent pas long-temps d'ordinaire. Il n'est pas bon que l'homme soit seul, a dit le Verbe increé.

XXIX.. Ce n'est pas un vain caprice qui a déterminé le temps de la nuit pour le sommeil. La plante incline alors sa tête, referme les pétales de son calice, et l'absence du père de la lumière dispose tous les êtres au repos. L'homme seul, l'homme civilisé consume, en des calculs d'ambition, en des veilles meurtrières, en des débauches fatigantes, ces heures destinées à rafraîchir son sang. Le sommeil après le repas ne convient qu'aux êtres faibles, âgés ou valétudinaires. La nature, pour opérer la digestion chez eux, dépouille les organes de leurs forces pour les concentrer sur l'estomac; et c'est cette inertie des organes sensitifs et locomoteurs, qui décide l'assoupissement qui dure autant que le travail de la première digestion. La méridienne, dans les pays chauds, résulte du même besoin de concentration des forces sur l'estomac pour qu'il puisse digérer. Le besoin de sommeil varie selon les saisons, les âges, les constitutions, les sexes et les individus. N'oublions pas la maxime d'Hippocrate : *Le sommeil humecte le corps, la veille le dessèche.* Que votre lit soit médiocrement couvert. Renouvelez, au matin, l'air de votre chambre à coucher, et ne restez jamais au lit après votre réveil. Cet usage est surtout très-dangereux pour les jeunes gens.

XXX. Après une longue abstinence, il faut manger modérément et peu à peu. Cet avis s'applique également aux convalescens. Dans un chagrin profond, dans une blessure grave, il faut peu manger. On ne doit pas sacrifier à Vénus aussitôt après le repas. Le régime végétal, le long sommeil, le repos, les bains, conviennent aux tempéramens irascibles et bilieux : ils doivent s'abstenir de la contention d'esprit, des fureurs de l'amour et des calculs de l'ambition. Les sanguins s'abstiendront des liqueurs spiritueuses, d'alimens épicés, de la paresse au lit, de la lecture des ouvrages érotiques, et de l'oisiveté. Qu'ils cherchent à occuper leurs corps et leurs esprits Quant au flegmatique et au mélancolique, qu'ils cherchent tout ce qui peut les stimuler, les égayer, éloigner enfin l'influence de leur constitution dominante. Le vin, le safran, le feu, la société des femmes, la danse, la musique, sont les premiers moyens d'hilarité.

XXXI. Examinez bien l'état, l'âge, le sexe, la santé des personnes auxquelles vous avez à annoncer quelque nouvelle inattendue. Cette femme est incommodée; cet homme est apoplectique; ce convalescent n'est pas remis de sa maladie, ou bien il a pris médecine, ou il sort de table; cet autre a déjà un profond chagrin, ect. N'effrayez jamais personne, et surtout les enfans et les femmes. Tel malheureux n'a dû ses accès de folie, d'épilepsie, ses convulsions périodiques, la fièvre incurable, qu'à une frayeur soudaine causée par un très-mauvais plaisant.

COROLLAIRE.

Notre première intention avait été de ne point indiquer d'autres médicamens que la *diète et l'eau*, conformément à notre titre, et nous avouerons que nous pensons encore fermement que ces deux agens suffisent, excepté dans les cas où l'intervention du fer et du feu est nécessaire, comme dans les fractures, les opérations, les plaies, les ulcères, etc.

En effet, de ces deux moyens, l'un, la *diète*, en prenant ce mot dans son acception vulgaire, est éminemment *passive*, et propre par l'alcalescence qu'elle produit à guérir les affections *actives*; l'autre, l'*eau*, par l'oxigène dont elle abonde, est héroïque contre les maladies *passives*; et réciproquement l'une et l'autre peuvent être employées avec succès dans les affections *irrégulières*, c'est-à-dire, où il y a suffisance d'acide et insuffisance d'alcali, ou suffisance alcaline et insuffisance acide. Dans ce dernier cas, nous entendons la *diète* selon le sens qu'y attache l'École, et nous indiquons l'*eau* à toutes les températures.

Nous l'avons dit, le temps n'est pas encore venu où la Médecine, ne recourant qu'à ses deux aides naturels, guérira sans l'intervention d'une polypharmacie qui, trop souvent, complique et dénature les maladies : mais obligé de céder à l'usage, nous avons choisi parmi les poisons les plus innocens, jusqu'à ce que nous puissions voir rappeler la Médecine à la simplicité qui la fit appeler par Hippocrate : *l'interprète de la Nature*; qui la faisait nommer par Galien, *Medicina paucarum herbarum scientia*; qui faisait dire à Celse : *Solâ abstinentiâ, sine ullo remedio medetur*; enfin, à *Dumoulin : Je laisse deux grands médecins :* LA DIÈTE ET L'EAU.

INSTRUCTION

POUR L'EMPLOI DES PRÉPARATIONS

ANTI-GOUTTEUSES,

De SÉGUIN-GRIFFON, *Pharmacien, à Paris, rue St.-Honoré, n°.* 378.

Le docteur Marie de Saint-Ursin a divisé la goutte en trois espèces, *goutte active* (acide), *goutte passive* (alcaline), *goutte irrégulière* (sub-acide ou sub-alcaline).

C'est sur ces bases qu'est fondé son traitement. Il diffère selon le genre de l'affection à combattre, qui, non-seulement varie d'individu à individu, mais encore chez la même personne à différentes époques.

La nature de l'affection se reconnaît facilement par la seule précaution de déposer dans le vase de nuit, au matin, un papier teint en jaune ou bleu végétal. Si le papier bleu rougit, on a recours à la série des médicamens alcalins, en usant des numéros, selon les indications que nous allons donner. Si, au contraire, c'est le papier jaune qui rougit, on emploie la série des médicamens acidulés, et on use de

16

l'un ou de l'autre numéro de cette série, selon les indices suivans :

La prédominance acide étant constatée par la rougeur du papier bleu, le goutteux se met à un régime animal. Il prend, le matin, à jeun, deux tasses d'infusion théiforme et chaude de bothrys ou de sauge, ou même de thé, dans chacune desquelles il met une cuillerée de sirop anti-goutteux alcalin (N°. 1). Il peut en boire deux autres cuillerées, dans la matinée, dans un verre d'eau sucrée, en ayant soin qu'il y ait un intervalle de plus d'une heure depuis le dernier verre jusqu'au dîner. Il se nourrira de viandes, de gibier surtout, de volaille rôtie, d'œufs, enfin d'alimens riches en principes ammoniacaux et mucilagineux. Il boira du vin de Bordeaux ou d'Orléans. On peut, au reste, consulter, pour les détails du régime, l'*Étiologie de l'Arthritis, etc.*, du docteur de Saint-Ursin, qu'on trouvera chez les libraires de Paris et chez M. Séguin-Griffon. Le soir, avant de se coucher, on boira une tasse pareille à celle du matin.

Si l'appétit cessait, s'il survient des rapports aigres, si la langue se charge, le goutteux de cette classe sera purgé convenablement avec la poudre alcaline (N°. 2), composée d'une once de phosphate de soude et un grain de tartre stibié, plus ou moins, selon la force, l'âge, le sexe du malade. On hâtera le retour de la santé par des bains ammoniacaux (N°. 3), qui se composeront depuis demi-once jusqu'à déux onces d'alcali fixe, selon la quantité d'eau du bain. On peut s'en lotionner le corps auprès d'un bon feu, si l'on ne peut prendre de bains. On peut aussi l'employer en lavement.

Ces deux dernières préparations peuvent se faire chez soi sans embarras. M. Séguin-Griffon se chargera de les composer pour les personnés qui les demanderont.

Mais ce qu'on ne peut préparer chez soi, c'est le *pédiluve dérivatif* (N°. 4), qui s'emploie, lorsqu'on veut faire descendre la goutte aux extrémités inférieures. On l'emploie à la dose de deux onces teinture sur un cataplasme bien chaud de farine de graines de lin qui enveloppe les jambes et les pieds. Pour favoriser cette métastase et garantir les viscères de l'effet du passage de la goutte, le malade boit, avant, pendant et après l'emploi du pédiluve, une cuillerée à bouche de la *teinture confortative* (N°. 6), pure et sans eau. Cette teinture est également très-propre à combattre la débilité résultante d'un purgatif pris à contre-temps.

Si, au contraire, c'est le papier coloré en jaune qui a rougi, le goutteux, qui a acquis la preuve de sa pléthore alcaline, se mettra à une diète végétale. Il prend, le matin, deux tasses de thé, dans chacune desquelles il met une cuillerée à bouche du sirop anti-goutteux berberin (N°. 1). Il peut en boire, dans la matinée, deux autres, ou les remplacer par deux verres de limonade ou d'oxicrat. Le soir, avant de se mettre au lit, le goutteux boira une tasse et une cuillerée de sirop, comme le matin. Il se nourrira de viande de jeunes animaux, de légumes, de fruits. Il boira du vin de Bourgogne ou de Champagne, ou tel autre vin passant aisément à l'acescence. Le *Traité de la Goutte*, du docteur Saint-Ursin, que nous venons de citer, offre, d'ailleurs, un guide précis à cet égard.

Si l'appétit se dérange, si l'haleine devient ardente, si la bouche est pâteuse, et la langue saburrhale, le malade peut prendre un purgatif d'une once à deux de crême de tartre qui, unie au sucre, à l'esprit de citron et à l'acide boracique, constitue la limonade sèche (N°. 2), qu'on peut préparer à peu de frais chez soi.

Les bains sont également indiqués; on peut les aciduler avec l'acide sulfurique dans la proportion d'un gros à deux, selon la quantité d'eau du bain, ou simplement avec une à deux bouteilles de vinaigre, selon sa force de concentration. C'est ce que M. Séguin - Griffon compose sous le nom d'*Eau minérale oxigénee* (N°. 3). On s'en lotionnera le corps auprès du feu, en la coupant de huit fois son poids d'eau commune. S'il y avait constipation, on mettrait une cuillerée de vinaigre par lavement.

Si l'indication se présente d'attirer en bas la goutte occupant la tête, l'estomac, la poitrine, on recourrait au *pédiluve dérivatif acidulé* (N°. 4), qui s'emploie à la dose de deux onces pour huit pintes d'eau très-chaude, dans un vase étroit, de manière à ce que les chevilles des pieds soient couvertes, et on ne négligera point de corroborer l'estomac contre le choc de l'humeur goutteuse ambulante, par l'usage d'une cuillerée à bouche de la teinture confortative (N°. 6) avant, pendant et après l'emploi du pédiluve.

Les malades s'assureront eux-mêmes de la nature de leur goutte, pour se diriger dans le choix de l'antidote acide ou alcalin, en mettant dans leur vase de nuit, le matin, les deux papiers, l'un coloré en bleu, l'autre en jaune. On en trouve également chez M. Séguin-Griffon.

Au reste, on fera bien, dans le doute, de consulter l'Ouvrage que nous avons cité, et les médecins avec lesquels M. le docteur Saint-

Ursin a conféré de son spécifique ant-igoutteux, et qui sont connus de M. Séguin-Griffon.

Enfin, les malades qui seront embarrassés, tant pour fixer la nature de leur goutte, que sur l'emploi des médicamens et la direction du régime, peuvent s'adresser, franc de port, à M. Marie de Saint-Ursin, médecin de l'hôpital militaire de Calais, qui se fera un devoir de leur répondre exactement.

FIN.

TABLE DES MATIÈRES.

FIN DE LA TABLE.

BIBLIOTHÈQUE IMPÉRIALE

www.ingramcontent.com/pod-product-compliance
Ingram Content Group UK Ltd.
Pitfield, Milton Keynes, MK11 3LW, UK
UKHW020130220726
13923UKWH00001B/97